Carl-Auer

Die Kunst, nicht zu lernen

Fritz B. Simon

Und andere Paradoxien in Psychotherapie, Management, Politik ...

Siebte Auflage, 2022

Mitglieder des wissenschaftlichen Beirats des Carl-Auer Verlags:

Prof. Dr. Rolf Arnold (Kaiserslautern)
Prof. Dr. Dirk Baecker (Witten/Herdecke)
Prof. Dr. Ulrich Clement (Heidelberg)
Prof. Dr. Jörg Fengler (Köln)
Dr. Barbara Heitger (Wien)
Prof. Dr. Johannes Herwig-Lempp (Merseburg)
Prof. Dr. Bruno Hildenbrand (Jena)
Prof. Dr. Karl L. Holtz (Heidelberg)
Prof. Dr. Heiko Kleve (Witten/Herdecke)
Dr. Roswita Königswieser (Wien)
Prof. Dr. Jürgen Kriz (Osnabrück)
Prof. Dr. Friedebert Kröger (Heidelberg)
Tom Levold (Köln)
Dr. Kurt Ludewig (Münster)
Dr. Burkhard Peter (München)
Prof. Dr. Bernhard Pörksen (Tübingen)
Prof. Dr. Kersten Reich (Köln)
Dr. Rüdiger Retzlaff (Heidelberg)

Prof. Dr. Wolf Ritscher (Esslingen)
Dr. Wilhelm Rotthaus (Bergheim bei Köln)
Prof. Dr. Arist von Schlippe (Witten/Herdecke)
Dr. Gunther Schmidt (Heidelberg)
Prof. Dr. Siegfried J. Schmidt (Münster)
Jakob R. Schneider (München)
Prof. Dr. Jochen Schweitzer (Heidelberg)
Prof. Dr. Fritz B. Simon (Berlin)
Dr. Therese Steiner (Embrach)
Prof. Dr. Dr. Helm Stierlin (Heidelberg)
Karsten Trebesch (Berlin)
Bernhard Trenkle (Rottweil)
Prof. Dr. Sigrid Tschöpe-Scheffler (Köln)
Prof. Dr. Reinhard Voß (Koblenz)
Dr. Gunthard Weber (Wiesloch)
Prof. Dr. Rudolf Wimmer (Wien)
Prof. Dr. Michael Wirsching (Freiburg)
Prof. Dr. Jan V. Wirth (Meerbusch)

Umschlaggestaltung: Uwe Göbel
unter Verwendung des Bildes „Mona Lisa"
von Leonardo da Vinci (um 1503-06)
Satz: Paul Richardson
Printed in Germany
Druck und Bindung: CPI books GmbH, Leck

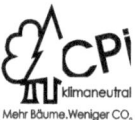

Siebte Auflage, 2022
ISBN 978-3-89670-613-3 (Printausgabe)
ISBN 978-3-8497-8354-9 (ePUB)
© 1997, 2022 Carl-Auer-Systeme Verlag
und Verlagsbuchhandlung GmbH, Heidelberg
Alle Rechte vorbehalten

Bibliografische Information der Deutschen Nationalbibliothek:
Die Deutsche Nationalbibliothek verzeichnet diese Publikation
in der Deutschen Nationalbibliografie; detaillierte bibliografische
Daten sind im Internet über http://dnb.d-nb.de abrufbar.

Informationen zu unserem gesamten Programm, unseren Autoren
und zum Verlag finden Sie unter: **https://www.carl-auer.de/**
Wenn Sie Interesse an unseren monatlichen Nachrichten haben,
können Sie dort auch den Newsletter abonnieren.

Carl-Auer Verlag GmbH
Vangerowstraße 14 • 69115 Heidelberg
Tel. +49 6221 6438-0 • Fax +49 6221 6438-22
info@carl-auer.de

Inhalt

Einleitung – „Kunst" kommt von „können" ... 7

1. **Warum Psychotherapie unmöglich ist und trotzdem funktioniert**
   Systemtheoretische Aspekte
   der psychotherapeutischen Praxis ... 13

2. **Die Kunst, ein guter Analysand zu sein**
   Das Paradox der „Übertragung" ... 28

3. **Emanzipation durch Anpassung**
   Soziale Perspektivenübernahme
   in der systemischen Therapie ... 48

4. **Das verlorene Vertrauen und der Ruf nach Kontrolle**
   Komplexitätsreduktion durch Ausgrenzung ... 58

5. **Die Kunst der Chronifizierung**
   Über die Anpassung von System und Umwelt ... 67

6. **Linearität und Puritanismus**
   Über die Verwirrung des Kausalitätsbegriffs ... 84

7. **Sich einmischen oder sich raushalten**
   Zur Verantwortung des Familientherapeuten ... 88

8. **Wer entscheidet, wer entscheidet?**
   Macht und Ohnmacht in Zweierbeziehungen ... 106

9. **Auf Gandhis Spuren?**
   Gewaltfreie Machtstrategien zwischen Widerstand
   und Herrschaftsanspruch ... 116

10. Die Organisation der Selbstorganisation
Thesen zum „systemischen Management" **... 123**

11. Die Kunst, nicht zu lernen
Warum Ignoranz eine Tugend ist **... 145**

12. Ohnmacht der Macht
Über den Unterschied von Absicht und Wirkung **... 160**

Literatur ... 171
Quellennachweis ... 174
Über den Autor ... 176

Einleitung – „Kunst" kommt von „können" ...

... und nicht von „wollen",
sonst hieße es „Wulst"!

(Graffiti, Autor unbekannt)

Werde ich gefragt, wie ich als Psychiater und Psychotherapeut dazu kam, mich an system- und kommunikationstheoretischen Modellen zu orientieren, so gebe ich manchmal folgende, einigermaßen wahr klingende Begründung:

Als junger Arzt arbeitete ich in einer großen psychiatrischen Anstalt. Meine Rolle brachte es mit sich, daß ich unter einem ständigen Handlungsdruck stand. Tobende Patienten wurden unter Gewaltanwendung von der Polizei eingeliefert, Ehefrauen brachten ihre gerade für eine viertel Stunde zu einer Entziehungskur motivierten, wie immer betrunkenen Ehemänner, depressive Hausfrauen wollten wieder in die Klinik, weil es ihnen nirgends so gut gegangen sei, wie vor einem halben Jahr bei ihrem letzten Aufenthalt, Bildzeitungs-Reporter – stets an vorderster Front, wenn es darum geht, für das Wohl der Mitbürger zu kämpfen – brachten potentielle Selbstmörder, die ihre Abschiedsbriefe zur Veröffentlichung eingereicht hatten, Passanten lieferten verwirrt und verloren wirkende, vollgetoxte Jugendliche ein usw. Meine Kollegen und ich wurden stets mit großen, erwartungsvollen Augen angeblickt, jedermann wartete darauf, daß wir endlich „etwas tun", schließlich „mußte etwas geschehen", denn „so konnte es nicht weitergehen". Wir sollten oder mußten ständig Schicksal spielen, ob wir wollten oder nicht. Die Situation wurde für uns dadurch erschwert (oder erleichtert – das hing jeweils von der individuellen Einstellung ab), daß wir de facto über ein gehöriges Maß an Macht zu verfügen schienen.

Mir wurde sehr schnell bewußt, daß ich in meiner Rolle fast alles tun konnte (und meist auch tat), ohne irgend etwas zu verstehen. Mein persönlicher Rettungsversuch bestand darin, mich in eine psychoanalytische Ausbildung zu begeben. Ich verband damit die Hoffnung, anschließend meine Patienten besser verstehen zu können. Und – um allen Mißverständnissen gleich zu Beginn vorzubeugen: Ich habe viel davon profitiert. Als ich meine Ausbildung zum Psychoanalytiker aber abgeschlossen hatte und mit derselben psychiatrischen Klientel arbeitete, fand ich mich plötzlich in der umgekehrten Situation wie zuvor: Ich „verstand" nunmehr nahezu alles, und trotzdem, oder noch schlimmer: Gerade deswegen konnte ich nun nichts mehr tun. Ich konnte und durfte das Verhalten meiner Patienten psychodynamisch nur noch deuten, ich konnte aus diesen Interpretationen ihres Innenlebens aber keine schlüssigen Strategien für mein eigenes Verhalten als Rollenträger innerhalb einer Institution ableiten. Es nützte mir recht wenig, Hypothesen über den vermeintlichen „Gegenstand" meiner Erkenntnis, die Psyche meiner Patienten, erstellen zu können, was ich brauchte, waren Anleitungen für die alltägliche Kommunikation mit ihnen. Und die war offensichtlich nicht allein vom jeweiligen Patienten oder seiner Psyche bestimmt und auch nicht von mir oder meiner Psyche, nicht einmal von den Besonderheiten unserer Zweierbeziehung, sondern vom kulturellen, gesellschaftlichen, institutionellen und organisatorischen Rahmen unseres Zusammentreffens. Was ich für mein Alltagshandeln brauchte, war eine Theorie, in der ich selbst vorkam und die mir erklärte, welche Folgen meine eigenen Handlungen für mich selbst hatten.

System- und Kommunikationstheorie eröffneten mir diese Möglichkeit, aus theoretischen Erwägungen brauchbare Handlungsanweisungen für den Alltag abzuleiten. Ich konnte mein Handeln als Beitrag zur Herstellung nützlicher oder weniger nützlicher Kommunikationsmuster reflektieren und Konsequenzen daraus ziehen.

Hier liegt meines Erachtens der Nutzen systemischen Denkens. Kommunikation ist das, was soziale Systeme entstehen läßt, und kein Mensch entgeht der Notwendigkeit zu kommunizieren. Jeder von uns bastelt an der Wirklichkeit sozialer Systeme mit. System- und Kommunikationstheorie können daher einen (sicher nicht den einzigen) Orientierungsrahmen für das Handeln in sozialen Zusammenhängen zur Verfügung stellen.

Wer immer aufgrund seiner Rolle vor der Aufgabe steht, das Verhalten anderer Menschen oder soziale Prozesse *zielgerichtet* beeinflussen zu sollen (also Eltern, Lehrer, Therapeuten, Berater, Manager, Politiker usw.), muß mit dem Widerspruch leben, die Verantwortung für das Verhalten von Systemen zu tragen, die ganz offensichtlich nur in sehr begrenztem Maße steuerbar sind.

Als Psychiater verfügte ich über eine beachtliche Menge an Machtmitteln: Ich konnte meine Patienten zwangsweise in eine geschlossene Anstalt einweisen, sie mit Lederriemen am Bett fixieren und ihnen gegen ihren Willen – unterstützt von großen, dicken Pflegern – Spritzen verabreichen (lassen). Mir waren, staatlich legitimiert, Gewaltmaßnahmen erlaubt, welche die körperliche Integrität meiner Patienten verletzten. Allerdings konnte ich all die mit meiner institutionellen Rolle verbundene Macht nur dort einigermaßen zuverlässig nutzen, wo es darum ging, Patienten (vorübergehend) an unerwünschten Verhaltensweisen zu hindern: daß sie die Klinik verließen, mehr Geld ausgaben, als sie besaßen, sich oder andere verletzten usw. Kurz gesagt: Ich konnte sie daran hindern zu tun, was *sie* wollten. Ich konnte aber trotz all meiner Macht nicht in voraussagbarer Weise sicherstellen, daß sie taten, was *ich* wollte, und sich z. B. arbeits- und liebesfähig zeigten, froh, glücklich und erfolgreich wurden. Ganz im Gegenteil, sehr häufig hatte die Nutzung meiner institutionellen Macht paradoxe Effekte. Die Patienten behielten nicht nur ihre als „symptomatisch" klassifizierten Verhaltensweisen bei, sondern manchmal verstärkten sie sie noch; und nicht selten entwickelten sie eine erstaunliche und erschreckende Kreativität bei der Entwicklung neuer, mich überraschender oder von mir nicht nur nicht gewünschter, sondern befürchteter Verhaltensweisen. Nur zu oft fühlte ich mich vollkommen ohnmächtig, und ich erlebte meine Patienten, die Besitzer der Symptome, in ihrer vermeintlichen Ohnmacht als sehr mächtig.

Sie gingen in den „Widerstand", und die Überwindung dieses Widerstandes folgte nicht den wunderbar berechenbaren Regeln der Mechanik. Das Erreichen des Ziels ließ sich nicht mit der aufgewandten Kraft korrelieren. Manchmal führten Interventionen, die von mir keine großen Anstrengungen erforderten, zu radikalen Änderungen und „Wunderheilungen", und manchmal führte noch so großes Engagement zum Gegenteil dessen, was angezielt wurde. Gut gemeint erwies sich leider oft als das Gegenteil von gut.

Ganz ähnliche Erfahrungen machte ich dann später als Familientherapeut: Die Tragödien und Katastrophen, mit denen ich konfrontiert war, schienen mir meist *nicht* die Folge böser Absichten, sondern das Resultat verantwortungsbewußten Handelns, gutgemeinter Kontrollversuche, die zu Machtkämpfen geworden waren.

Auch als Organisationsberater konnte ich die Widersprüchlichkeiten und Paradoxien studieren, die mit den Versuchen, Beharrung und Veränderung in sozialen Systemen zu steuern, verbunden sein können. Die Möglichkeiten, innerhalb sozialer Systeme zielgerichtet zu handeln, erweisen sich als begrenzt. Inputs und Outputs sind nicht geradlinig im Sinne des Kausalitätsprinzips miteinander verknüpft; nichtintendierte Nebenwirkungen von Aktionen und Interventionen gewinnen häufig eine größere Bedeutung als die ursprünglich erstrebten Wirkungen; die Komplexität der Systemzusammenhänge bleibt undurchschaubar, und viele Maßnahmen werden – ohne daß dies beabsichtigt wäre oder bewußt würde – zu paradoxen Interventionen. Was wir können, d. h. das, was wir vermögen und zustande bringen, ist nur zu oft etwas anderes, als wir wollen. Zwischen den Absichten, die wir mit unserem Handeln verbinden, und ihren Wirkungen innerhalb sozialer Systeme besteht ein großer Unterschied.

Diesem Unterschied zwischen Wollen und Können – der Beziehung zwischen Ohnmacht und Kunst – *will* sich dieses Buch widmen. Es geht von praktischen Erfahrungen der Therapie und Beratung aus, um sie dann system- und kommunikationstheoretisch zu reflektieren. Sein Aufbau folgt dem (postmodernen?) Design von Flickenteppichen. Die meisten Kapitel sind ursprünglich als Artikel oder Vorträge geschrieben und/oder verstreut in unterschiedlichen Fachzeitschriften publiziert worden. Ich habe sie alle überarbeitet, aktualisiert und von unnötigen Wiederholungen befreit, die den Lesefluß stören könnten. Im besten Fall entsteht durch solch ein Patchwork ein größeres Ganzes, das seine eigenen Qualitäten entwickelt; im schlechtesten Fall weist es den zweifelhaften Charme aneinandergehefteter Topflappen auf. Meine Absicht war natürlich, ein in sich geschlossenes Buch zu produzieren. Deshalb habe ich die einzelnen Kapitel nicht der Chronologie ihrer ursprünglichen Entstehung entsprechend, sondern thematisch geordnet. Das Konstruktionsprinzip des Buches hat aber zwangsläufig zur Folge, daß es nicht systematisch durchkonstruiert ist.

Da – wie bereits erwähnt – zwischen Können und Wollen ein Unterschied bestehen kann, habe ich mich für den Fall, daß dieses Buch doch ein Beispiel für die Kunst, Topflappen lose aneinanderzuheften, sein sollte, bemüht, die einzelnen Kapitel als selbständige Einheiten zu erhalten. So bleibt dem eigensinnigen Leser die Freiheit – falls er unbedingt will –, die Reihenfolge der Lektüre selbst zu bestimmen.

Am Anfang stehen psychotherapeutische Fragestellungen. Sie scheinen mir aber auf einer allgemeineren Ebene auch für den Nichttherapeuten relevant, da Therapie so etwas wie eine Laborsituation für Veränderungsprozesse darstellt. Die psychoanalytische Situation bietet ein einzigartiges und beispielhaftes Modell für die Paradoxien, die in Zweierbeziehungen drohen, wenn einer der Beteiligten beansprucht, die Wahrheit über den anderen zu besitzen, und versucht, ihm Veränderung und Entwicklung zu ermöglichen. Was zwischen Analytiker und Analysand geschieht, kann ähnlich zwischen Eltern und Kindern, zwischen Vorgesetzten und Angestellten usw. geschehen. Auch die anderen Themen aus dem therapeutischen Bereich können als exemplarisch für andere soziale Systeme betrachtet werden. Die Frage, wie mit unerfüllten Erwartungen, mit abweichendem Verhalten, Unberechenbarkeit und der dadurch gesteigerten Komplexität umgegangen wird, wie mit Veränderungen der Umwelt usw., spielt für das Management von Wirtschaftsbetrieben eine ebenso große Rolle wie für therapeutische Einrichtungen. Und Fragen des Managements sind für die Übernahme von Verantwortung innerhalb der eigenen Familie letztlich ebenso wichtig wie für das Ausfüllen von Führungsfunktionen innerhalb eines Unternehmens. In jedem Fall geht es um soziale Organisationsprozesse und ihre Beeinflussung.

Die in den hier versammelten Vignetten zugrunde gelegte systemische Perspektive ist transdisziplinär, das heißt, sie hält sich nicht an die Abgrenzungen traditioneller Fachgebiete. Das Interesse gilt dem Spektrum sozialer Systeme von der Zweierbeziehung über die Familie zu größeren Organisationen, Unternehmen, Institutionen, politischen Prozessen …

1. Warum Psychotherapie unmöglich ist und trotzdem funktioniert – Systemtheoretische Aspekte der psychotherapeutischen Praxis

UNMÖGLICHE BERUFE

In einem der vielen Momente, in denen er wieder einmal drohte, im Frust seines therapeutischen Alltags unterzugehen, formulierte Sigmund Freud die Einsicht, daß seine Profession neben Erziehen und Regieren zu den unmöglichen Berufen gehöre (Freud 1937). Jeder Therapeut kennt diesen Satz, zumindest hat er in seinem beruflichen Leben erfahren müssen, daß er stimmt. Und sicher dürfte auch jeder, der als Vater, Mutter, Lehrerin oder Kindergärtner versucht hat zu erziehen, oder als Politiker, Manager oder als Vorsitzender eines Kleintierzüchtervereins versucht hat zu regieren, die Unmöglichkeit seines Berufs schmerzlich erlebt haben. Wieder eine der vielen genialen Einsichten Sigmund Freuds. Warum er Recht hatte und warum es trotzdem sinnvoll sein könnte, seinen Beruf nicht aufzugeben, soll im folgenden aus einer system- und kommunikationstheoretischen Perspektive erklärt werden. Psychotherapie bietet sich dabei als Musterbeispiel solch unmöglicher Aufgaben an: Stets versuchen dabei Menschen, andere Menschen und/oder soziale Systeme zielgerichtet zu verändern. Was hier über Psychotherapie gesagt wird, kann also auch auf andere, in dieser Hinsicht ähnliche Bereiche übertragen werden.

GLEICHE WORTE, UNTERSCHIEDLICHE BEDEUTUNGEN

Zuvor jedoch eine Warnung: Wenn man einmal von systemischen Familientherapeuten absieht, so sind die wenigsten Menschen mit der Terminologie und den stillschweigenden und teilweise sehr abstrakten Vorannahmen der Systemtheorie vertraut. „Systeme kann man nicht küssen", hat einmal ein berühmter Mensch gesagt, dessen Namen die Geschichte leider nicht überliefert hat. In einer nach oben offenen Nichtküßbarkeits-Skala, die den Abstraktionsgrad von Theorien mißt, sind systemische Therapietheorien ziemlich weit oben anzusiedeln. Mißverständnisse sind also vorprogrammiert.

Nehmen wir zum Beispiel den für ein systemtheoretisches Verständnis therapeutischer Prozesse zentralen Begriff der Störung. Ich habe lange überlegt, ob ich dieses Kapitel nicht lieber „Die Störungen der Psychotherapeuten" nennen sollte. Aller Wahrscheinlichkeit nach hätte solch ein Titel gewisse voyeuristische Erwartungen geweckt – und das ist ja erfahrungsgemäß ganz nützlich, um Leser anzulocken. „Störung" ist schließlich einer der Begriffe, die wie ein Staubsauger jede Menge mehr oder weniger freier Assoziationen auf sich ziehen. Wem würden nicht gleich tausend verschiedene Formen der Störung einfallen: als erstes natürlich die frühe, ganz sicher die narzißtische, vielleicht eine Grundstörung oder eine präödipale, manchem gar eine pränatale; alles in allem Störungen, die für sich beanspruchen können, Vorrang zu haben. Und sicher gibt es auch den einen oder anderen Psychotherapeuten, der solch eine Störung sei eigen nennen darf. Doch diese Art der Störung ist für das Thema, um das es hier gehen soll, vollkommen irrelevant (und deshalb habe ich auch schweren Herzens auf diesen wunderschönen Titel verzichtet).

Auf jeden Fall sollte klar sein, daß zwangsläufig ein sprachliches Problem entsteht, wenn man aus systemtheoretischer Sicht über Psychotherapie sprechen will. Die meisten psychotherapeutischen und systemtheoretischen Theoriegebäude beruhen auf sehr unterschiedlichen Prämissen, und ihre Begriffe haben teilweise antagonistische Implikationen. Daher muß jeder schlichte Übersetzungsversuch zwangsläufig scheitern. Im psychotherapeutischen Kontext wird zum Beispiel der Begriff Störung zur Beschreibung und Bewertung der Strukturen eines Systems verwendet; im Kontext der neueren Systemtheorien – speziell der Theorie autopoietischer Systeme – dient er zur Beschreibung einer bestimmten Form der Interaktion zwischen einem System und einer Umwelt. Störungen sind in dieser Konzeptualisierung etwas ganz Unvermeidliches und daher weder prinzipiell negativ noch positiv zu bewerten, weder erwünscht noch befürchtet. Sie werden als Voraussetzung für alle Strukturänderungen selbstorganisierender Systeme betrachtet, und durch sie lassen sich gleichermaßen die Entstehung von Symptomen wie die Effekte therapeutischer Interventionen erklären.

Die Schwierigkeit aus systemtheoretischer Sicht etwas über psychotherapeutische Konzepte oder aus psychotherapeutischer Sicht etwas über systemtheoretische Konzepte zu sagen, beginnt schon damit, sich auf eine gemeinsame Beobachterperspektive und einen zumindest annähernd ähnlichen Sprachgebrauch zu einigen. Dies ist eine Folge davon, daß wir in unserer Alltagskommunikation im allgemeinen Begriffe verwenden, die gleichzeitig eine beschreibende, eine erklärende und eine bewertende Funktionen haben. Wir liefern so gut wie nie interpretationsfreie Beschreibungen der Phänomene, mit denen wir konfrontiert sind, sondern wir transportieren meist schon durch die Wahl unserer Worte Erklärungen. Wir konstruieren Hypothesen, manchmal gar Theorien über die Mechanismen, welche die beobachteten Phänomene hervorbringen. Und je nachdem, wie wir die Entstehung dieser Phänomene erklären, bewerten wir sie unterschiedlich; und umgekehrt, je nachdem, wie wir sie bewerten, neigen wir zu unterschiedlichen Erklärungen.

Ein gutes Beispiel für diese Vermischung von Beschreibung, Erklärung und Bewertung ist der Begriff „Übertragung". Er beschreibt nicht nur einen charakteristischen Typus von Phänomenen, sondern er erklärt ihn und er bewertet ihn. In der Regel ist solch ein mit Konnotationen aufgeladener Sprachgebrauch sehr nützlich und ökonomisch, weil nackte Daten „an sich" im wahrsten Sinne des Wortes bedeutungslos sind und daher keinen kommunikativen Wert gewinnen können. Doch für diese kommunikative Ökonomie ist ein Preis zu zahlen. Er läßt sich wiederum am Beispiel der „Übertragung" illustrieren. Wenn zwei Personen sie diskutieren wollen, so kann ihre Kommunikation nur funktionieren, wenn sie dem Begriff eine zumindest ähnlich aus Beschreibung, Erklärung und Bewertung zusammengemischte Bedeutung zuschreiben. Andernfalls besteht die große Wahrscheinlichkeit, daß einer der Gesprächspartner beispielsweise die Erklärung der „Übertragung" genannten Phänomene in Frage stellen will, sein Gegenüber seine Einwände jedoch als Leugnung der Phänomene selbst interpretiert.

Die Notwendigkeit eines Sprachgebrauchs, in dem in einem ähnlichen Sinne Beschreibungen, Erklärungen und Bewertungen zugeschrieben werden, führt nahezu zwangsläufig zur mehr oder weniger hermetischen Schließung der Grenzen subkultureller Sprachgemeinschaften. Psychotherapeutische Schulen sind ein gutes Beispiel dafür. Ihre Mitglieder können sich nur noch untereinander verständigen, und die Kommunikation mit den jeweiligen Umwelten bricht ab. Durch die tatsächlich vollzogene und gelingende Kommunikation entsteht eine Grenze gegenüber allen, die eine andere Sprache sprechen. Und nur wer ähnliche Prämissen teilt, ist innerhalb des jeweiligen Subsystems kommunikativ anschlußfähig. Auf diese Weise kommen keine neuen Ideen in das Kommunikationssystem hinein, während die, die schon drin sind, immer weiter bestätigt werden. Die ist ein gutes Beispiel dafür, wie geschlossene Systeme entstehen und sich gegenüber Störungen durch Umwelteinflüsse absichern.

An solchen Sprachgrenzen scheitert im allgemeinen auch die Auseinandersetzung zwischen unterschiedlichen psychotherapeutischen Schulen und die Nutzung nichtpsychotherapeutischer Modelle und Theorien für die Psychotherapie. Daß diese Sprachgrenzen jemals überwunden werden könnten, erscheint unwahrscheinlich. Wozu sollten sie auch? Letztlich sind die meisten Psychotherapeuten ja mit ihren Modellen zufrieden, unabhängig davon, ob andere Leute sie verstehen oder nicht. Warum also sollten sie sich, falls sie nicht irgendwelche missionarischen Zwecke verfolgen, um Verständigung bemühen?

Der plausibelste Grund, sich solch interkultureller Mühen zu unterziehen, dürfte in der Ambivalenz dem jeweils eigenen Therapiemodell gegenüber liegen. Nur wenn die Unzufriedenheit damit groß genug ist, um die Zufriedenheit aufzuwiegen, lohnt es sich, über den Zaun zu blicken, ob es in Nachbars Garten nicht irgendwelche exotischen Früchte gibt, die sich als Ergänzung zu den hausgemachten Konserven aus eigener Ernte anbieten. Und nur wenn die Zufriedenheit groß genug ist, um die Unzufriedenheit aufzuwiegen, lohnt es sich, im eigenen Garten zu bleiben oder zumindest wieder über den Zaun zurückzusteigen, um nicht auf das liebgewonnene selbstgezogene Gemüse verzichten zu müssen.

Die Störung autonomer Systeme

Diese Ambivalenz einmal hypothetisch vorausgesetzt, läßt sich am ehesten ein Weg zur Überwindung dieser Sprach- und Theoriegrenzen eröffnen, wenn man die genannten drei Ebenen – Beschreibung, Erklärung und Bewertung – zu analytischen Zwecken unterscheidet und getrennt diskutiert. Zum einen ist ein Konsens über die zu beobachtenden Phänomene allemal leichter zu erreichen als über ihre Erklärung und ihre Bewertung. Und zum anderen erscheint es allemal günstig, zumindest einen Konsens darüber zu erzielen, in welchem dieser drei Bereiche der Dissens besteht.

Beginnen wir unseren Versuch, psychotherapeutische Praxis aus einer systemtheoretischen Perspektive zu betrachten, mit den Erklärungen.

Organismen, psychische Systeme und soziale Systeme können aus systemtheoretischer Sicht als autopoietische Systeme klassifiziert werden, die „autonom", „strukturdeterminiert" und „operationell geschlossen" sind (Maturana 1982, Maturana u. Varela 1984, von Foerster 1985).

Mit diesen Begriffen soll gesagt sein, daß solche Systeme sich durch ihre internen und externen Operationen selbst als Einheiten erschaffen und gegenüber ihren Umwelten abgrenzen. Der Organismus kreiert die Grenze gegenüber seiner Umwelt durch biologische Prozesse, die Psyche wird durch psychische Operationen konstituiert, und soziale Systeme erschaffen sich und ihre Grenzen durch Kommunikationen. (Wie soziale Systeme sich als Einheiten gegenüber Umwelten abschließen, hat das gerade erläuterte Beispiel der Entstehung psychotherapeutischer Sprachgrenzen ein wenig illustriert.)

„Autonom" soll heißen, daß keines dieser Systeme – weder die Psyche noch der Organismus und auch nicht das Kommunikationssystem – von Ereignissen in den jeweiligen Umwelten im Sinne einer geradlinigen Ursache-Wirkungs-Beziehung determiniert werden kann. Es kann lediglich „gestört" werden (– da ist sie: die bereits angekündigte systemische Störung). Was immer in der Umwelt geschieht, es kann das autopoietische System nur aus dem Gleichgewicht bringen, eine Krise induzieren und im Extremfall für seine Desintegration sorgen. Die Reaktion des Systems auf derartige Störungen ist durch seine internen Strukturen determiniert, das heißt, sie folgt einer dem System eigenen inneren Logik. Das Verhalten autopoietischer Systeme wird daher niemals von ihren Umwelten oder anderen Systemen einem traditionellen geradlinigen Kausalitätsverständnis entsprechend verursacht oder bestimmt. Umwelt und Interaktionspartner *begrenzen* lediglich den Freiraum, innerhalb dessen solche Systeme störungsfrei funktionieren können.

Um es in einem Bild darzustellen: Die Beziehung zwischen System und Umwelt ist so ähnlich wie die zwischen einem Auto und der Landschaft, in der es herumfährt. Das Straßennetz bestimmt nicht, wohin das Auto fährt, es bestimmt aber, wo und wohin es *nicht* fahren kann. Vierradgetriebene Fahrzeuge oder Panzer sind dabei durch die Landschaft möglicherweise etwas weniger störbar als Rennwagen. Zwischen den Leitplanken einer Straße kann jedes Fahrzeug sich frei bewegen, wenn es aber an die Grenzen des so vorgegebenen Spielraums stößt, wird es gestört und im Extremfall löst es sich – wenn der Zusammenstoß traumatisch genug ist – in seine Bestandteile auf.

In der Interaktion zwischen mehreren Autos gilt dasselbe: Keines kann einseitig in einem kausalen Sinne bestimmen, wohin das andere fährt. Es kann aber sehr wohl bestimmen, wohin es *nicht* fährt – oder zumindest, wohin es nur um den Preis der Kollision, d.h. der Störung, fahren kann.

Bezogen auf unser Thema heißt dies: Kommunikative Prozesse wirken nicht ein-eindeutig determinierend auf die Psyche, und psychische Abläufe haben keine ein-eindeutig determinierende Wirkung auf die Kommunikation. Was immer auch in der Kommunikation zwischen mehreren Menschen – also zum Beispiel zwischen einem Psychotherapeuten und einem Patienten – geschehen mag, jeder der Beteiligten bestimmt selbst, was die Interaktion für ihn bedeutet. Das traditionelle Input-Output-Modell der Informationsaufnahme und -verarbeitung ist zu schlicht, um der Autonomie lebender Systeme gerecht zu werden. Menschen können sich gegenseitig keine Information geben und sie können keine Informationen austauschen.

Wenn ein Psychoanalytiker eine Deutung gibt, so bestimmt der Analysand deren Bedeutung. Und wie er die Deutung deutet, entspricht nicht immer den Intentionen des Analytikers. In jeder Konversation können die Beteiligten sich gegenseitig lediglich vieldeutige Signale präsentieren, die dann jeder der Beteiligten entsprechend der im Laufe seiner Geschichte entwickelten subjektiven Bedeutungsstrukturen interpretiert. Seine Interaktionspartner haben keinerlei Möglichkeit, die Bedeutung, die von ihm ihrem Verhalten oder ihren Worten zugeschrieben wird, positiv und eindeutig zu bestimmen.

Die Entwicklung und Umorganisation solch strukturdeterminierter Systeme wie der Psyche läßt sich schematisiert in etwa folgendermaßen darstellen: Sie verhalten sich solange entsprechend der Logik ihrer internen Organisation, bis sie gestört werden und sie ihr Gleichgewicht verlieren. Ihre internen Strukturen organisieren sich neu, bis die Störung kompensiert ist und sich erneut irgendeine Form des Gleichgewichts etabliert. Nach mehr oder weniger langer Zeit kommt es zur nächsten Störung, und der ganze Zyklus wird erneut durchlaufen. Gelingt es dem System nicht, ein neues Gleichgewicht zu finden, so verliert es seine Integrität und löst sich auf.

Dieses Verhältnis gegenseitigen Störens besteht aber nicht nur zwischen der Psyche und dem Kommunikationssystem, sondern auch zwischen Psyche und Organismus und zwischen Organismus und Kommunikationssystem. Sie stellen jeweils aneinander Anpassungsanforderungen und induzieren gegenseitig Krisen. Welches System sich in diesem Prozeß wechselseitigen Störens dem anderen mehr anpaßt, hängt davon ab, welches aktuell flexibler und eher in der Lage ist, sich umzuorganisieren (vgl. Simon 1995).

So stellt die körperliche Entwicklung während der Pubertät für die Psyche zum Beispiel eine Folge von Störungen durch Umweltveränderungen dar, die sie im allgemeinen durch einen eigenen Entwicklungsprozeß kompensiert. Manchmal jedoch ist die psychische Struktur stabiler und sorgt dafür, daß wie beim Ausbleiben der Menstruation bei anorektischen Mädchen der Organismus gestört wird und sich anpaßt.

Das Familien- und Arbeitsleben, die Kommunikation mit Eltern, Partnern, Kindern, Kollegen, Chefs und Angestellten sowie die sich im Laufe des Lebenszyklus ständig ändernden sozialen Erwartungen sind natürlich auch nichts anderes als mehr oder minder spezifische Störungen, die ebenso als Entwicklungsanreiz wie -blockade wirken können.

So in etwa läßt sich aus systemtheoretischer Sicht die Kopplung autonomer Systeme wie der Psyche, des Organismus und des Kommunikationssystems skizzieren. Schauen wir auf die Ebene der beschreibbaren Phänomene, so können wir sagen, daß sich ihre Stabilität in repetitiven Prozeßmustern zeigt. Alles bleibt, wie es ist, solange alles so gemacht wird, wie es immer gemacht wurde.

Da Ähnlichkeiten und Unterschiede zu den Vorannahmen unterschiedlicher psychotherapeutischer Konzepte hier nicht im einzelnen diskutiert werden können, wollen wir lediglich einen (zugegebenermaßen) oberflächlichen Blick auf einige psychoanalytische Erklärungen für derartige Phänomene werfen.

Die Psychoanalyse interpretiert die Wiederholung psychischer Operationen als Folge des „Wiederholungszwangs". Man braucht aber – systemisch gesehen – keinen Zwang zu unterstellen, um dieses Phänomen zu erklären. Es läßt sich auch durch die Abwesenheit von Störungen, oder anders gesagt: durch die Funktionalität solch eines Operationsmusters in der Interaktion mit den jeweiligen Umwelten, erklären – durch seine Anpassungsfunktion (vgl. Simon 1994).

Die Interaktionsgeschichte selbstorganisierender Systeme ist eine Geschichte bewältigter Störungen: Ohne Störung keine Veränderung, ohne Störung keine Entwicklung, ohne Störung aber auch keine Fehlentwicklung und ohne Störung auch keine Therapie. Man könnte also statt von Störungen auch von Anregungen oder gar Inspirationen sprechen, um eine positiv bewertete, entwicklungsfördernde Wirkung von Umweltereignissen auf solche selbstorganisierten, autopoietischen Systeme zu beschreiben. Ob das Resultat derart induzierten Wandels jeweils positiv oder negativ zu bewerten sein wird, läßt sich nicht vorhersagen. Veränderung ist nicht immer Fortschritt, Entwicklung nicht immer Wachstum oder Reifung.

DIE UNMÖGLICHKEIT, IN DIE PSYCHE EINES ANDEREN MENSCHEN DIREKT ZU INTERVENIEREN

Die prinzipielle Nichtsteuerbarkeit solch autonomer Systeme ist es, was Regieren, Kurieren und Erziehen zu unmöglichen Berufen macht. Womit wir bei den praktischen Konsequenzen wären ...

Das Problem des Psychotherapeuten besteht darin, daß niemand direkt und zielgerichtet in die Psyche eines anderen Menschen intervenieren kann. Was immer ein Therapeut auch tun mag, sein Handeln ist nie eine psychische Operation des Patienten. Welche Deutung der Analytiker auch geben mag, sie bleibt immer Bestandteil des Kommunikationssystems. Hier liegt ein großer Unterschied zu den therapeutischen Interventionen des Organmediziners. Der kann sich direkt in körperliche Prozesse einmischen. Er kann Defizite substituieren und zum Beispiel einem Organismus, der zu wenig Insulin produziert, von außen diesen Stoff zuführen. Oder er kann bestimmte, über eine Normgrenze hinausgehende physiologische Reaktionen supprimieren, indem er Medikamente verfüttert oder spritzt, die innerhalb vorgegebener biologischer Regelungsstrukturen wirksam werden. Er kann nicht nur die Funktion mancher Organe aktivieren oder hemmen, sondern sie sogar heraus- und hineinoperieren oder Maschinen anschließen, welche die Funktion von Organen, z. B. Herz, Lunge und Niere, simulieren und ersetzen. Das heißt, die Maßnahmen des Organmediziners werden auf der Ebene biologischer Prozesse wirksam. In den Organismus kann man als Arzt *direkt* intervenieren. Das ist es, was den Chirurgen solchen Spaß macht.

All dies kann der Psychotherapeut nicht. Was immer er tut, es bleibt ein Element der *Umwelt* des Systems Psyche. Anders als der Organmediziner kann er *nicht* direkt in das zu therapierende System, die Psyche, intervenieren. Er kann die Psyche eines anderen Menschen *nicht* von außen verändern. Er kann weder Ich-Stärke noch Selbstwertgefühl injizieren. Das ist der Grund, warum Psychotherapie in einem der Organmedizin analogen Sinne prinzipiell unmöglich ist. Aufgrund der operationellen Geschlossenheit der Psyche können therapeutische Interventionen immer nur *indirekt* über die Veränderung einer der Umwelten der Psyche ihre Wirkung erzielen. Man kann Umweltbedingungen schaffen, welche die Wahrscheinlichkeit erhöhen, daß das System Psyche sich selbst verändert. Das kann entweder durch die Beeinflussung organischer Prozesse geschehen oder durch die Veränderung der Spielregeln der Kommunikation.

Biologische Psychiater nutzen diese Möglichkeit beispielsweise, indem sie die biologische Umwelt psychischer Reaktionen zu verändern versuchen. Radikale Kritiker vertreten die Ansicht, daß die Wirksamkeit der biologischen Psychiatrie dadurch zu erklären ist, daß den Patienten unterschiedliche Formen geschlossener Hirnverletzungen beigebracht werden (Breggin 1991). Da man ein gesundes Gehirn braucht, um richtig verrückt werden zu können, wird so durch mehr oder weniger unspezifische Veränderungen der biologischen Umwelt der Psyche die Möglichkeit zur Entwicklung von Symptomen eingeschränkt. Aus systemtheoretischer Sicht wäre solch ein Erklärungsmodell für die Wirksamkeit biopsychiatrischer Interventionen durchaus einer ernsthaften Diskussion wert (was allerdings dem gegenwärtigen psychiatrischen Zeitgeist zuwiderlaufen dürfte).

Auch Körperpsychotherapeuten machen offenbar gute Erfahrungen damit, auf körperlicher Ebene zu intervenieren. Wenn der Therapeut beispielsweise in liebevoller Handarbeit die Faszien von den Muskeln seines Patienten löst, so hält das auf Dauer der gepanzertste Charakter nicht aus. Doch das sind alles Methoden, die wir hier nicht in den Mittelpunkt der Aufmerksamkeit zu rücken brauchen, da die meisten Psychotherapeuten (zumindest offiziell) ja nicht Hand an ihre Patienten legen und sich auf sprachliche Kommunikation beschränken.

Die Störungen, Anregungen oder Inspirationen der Psyche des Patienten werden also dadurch gesucht, daß das Kommunikationssystem verändert wird. Viele psychotherapeutische Ansätze vertreten eine mit derartigen therapeutischen Erwägungen kompatible Vorstellung. Man denke zum Beispiel an das „Holding Environment", oder die so gerne verwendete Wachstumsmetapher. Psychotherapie als ein Wachstumsprozeß, der Therapeut als Gärtner, der hegt und pflegt, der Therapieraum oder die Therapiestunde als eine Art Treibhaus, in dem die Triebe in ihrer ursprünglichen Form sprießen können. Diese eher landwirtschaftlichen Metaphern illustrieren sehr gut die Beziehung zwischen autonomen, strukturdeterminierten Systemen und ihrer Umwelt. Man kann Sandkörner noch so sehr hegen und pflegen, düngen und unter Rotlicht legen, sie werden nicht anfangen zu wachsen. Sie lassen sich weder stören noch anregen, von inspirieren ganz zu schweigen. Das entspricht einfach nicht ihrem Charakter. Das ist in ihrer internen Struktur nicht als Option vorhanden. Solche Veränderungen der Umwelt machen für sie keinen Sinn. Es sind für sie keine Unterschiede, die Unterschiede machen. Bei einem Samenkorn hingegen ist das ganz anders. Es ist weit sensibler für seine Umwelt. Legt man es in die Kühltruhe, so bleibt es merkwürdig entwicklungsunwillig. Pflanzt man es in eine nährende Umgebung, so nutzt es sein Potential und beginnt zu wachsen.

Diese botanisierende Metapher ist natürlich verführerisch, weil sie einige Aspekte der Beziehung lebender Systeme zu ihrer Umwelt ganz gut erfaßt. Sie ist aber auch gefährlich, weil sie zu schlicht und zu einfach ist. Schließlich haben wir es nicht mit Salatköpfen, Unkraut oder anderen „Vegetables" zu tun.

Wärme allein ist noch kein Therapeutikum, das psychisches Wachstum gewährleistet. Und wenn in unserem Metier auch viel

Mist produziert wird, so hat er nicht immer die nährende Wirkung von Ökodünger. Da liegt der Vergleich mit Tieren und ihrer Beziehung zu ihrer Umwelt schon näher. Nur kommen wir dann relativ schnell zu der irrigen Idee, menschliche Veränderungsprozesse seien nur speziellen Varianten der Dressur, und die Beziehung zwischen der Ratte im Labyrinth und dem Experimentalpsychologen könne als Modell für therapeutische Beziehungen dienen. Obwohl solche Annahmen sicher auch gelegentlich nützlich sein können, werden sie der Komplexität und Nichttrivialität der menschlichen Psyche und therapeutischer Beziehungen nicht gerecht.

DIE FUNKTION DES THERAPEUTEN

Verzichten wir also auf den Versuch, aus hinkenden Vergleichen therapeutische Strategien abzuleiten. Schauen wir, welche soziale(n) Funktion(en) der Psychotherapeut übernimmt.

Was immer er tut, welche therapeutischen Techniken er auch immer anwenden mag, seine Aktionen sind stets Elemente eines Kommunikationssystems. Wenn Psychotherapie eine Wirkung erzielt – und das dürfte wohl kaum jemand in Zweifel ziehen –, dann stets im Bereich der Kommunikation. Die soziale Umwelt des identifizierten Patienten wird durch das, was der Psychotherapeut tut und sagt, verändert, – auch wenn die Veränderung vielleicht nur darin bestehen mag, daß ein Interaktionspartner mehr zur Verfügung steht. Die entscheidende Frage ist nun, in welche Richtung diese Umwelt verändert wird: Wird sie durch den Therapeuten *stabilisiert*, d. h. werden Veränderungen unwahrscheinlicher, oder wird sie *destabilisiert*, d. h. werden Veränderungen wahrscheinlicher?

Lassen Sie uns zur Beantwortung dieser Frage auf die Ebene der Beschreibung der psychotherapeutischen Situation gehen. Betrachten wir irgendein nicht näher bezeichnetes individuumzentriertes Therapieverfahren: Zwei Menschen, genannt Patient und Therapeut, treffen sich in einem Raum und kommunizieren miteinander. Aufgrund der von den meisten Psychotherapeuten signalisierten Akzeptanz gibt es für den Patienten kaum störungsfreiere soziale Situationen als die psychotherapeutische. Das gilt ganz besonders für nichtdirektive Verfahren oder die Psychoanalyse. Es sei denn, diese Akzeptanz sei schon eine Störung, d. h., ein Muster, das in der Kommunikation noch nie erfahren wurde.

Doch auch da ergibt sich ein Problem: Solch ein Patient (bzw. seine Psyche) als operationell geschlossenes System wird das Verhalten des Therapeuten wahrscheinlich im Sinne seiner alten Erfahrungsmuster interpretieren, d. h., er gibt ihm eine Bedeutung, die nicht stört. Zumindest ist dies eine Möglichkeit, mit der stets gerechnet werden muß. Alle nichtdirektiven Therapeuten, vor allem aber Analytiker haben nur sehr begrenzte Möglichkeiten, therapeutisch wirksam zu stören. Provokative Therapeuten fallen gelegentlich aus der Rolle und beschimpfen ihre Patienten ganz unerwartet; Verhaltenstherapeuten zerren sie trotz Höhenangst in Segelflugzeuge; Primärtherapeuten fordern von ihnen, die tief eingegrabenen Regeln, die das Zusammenlebens im sozialen Wohnungsbau erträglich machen, zu mißachten und ungehemmt zu schreien; und manche Sextherapeuten stellen großzügig ihre Geschlechtsteile zu Übungszwecken zur Verfügung. Wer wollte bezweifeln, daß dies alles eine ziemlich störende Wirkung haben kann.

Psychoanalytiker müssen sich dagegen mit Deutungen begnügen. Daß solche Deutungen Sinn stiften und verändern können, steht außer Zweifel. Und hier liegt zweifellos auch ihr störendes und damit therapeutisches Potential. Die Frage ist nur, ob in einem therapeutisch relevanten Bedeutungsbereich gestört wird. Wenn der Analytiker seine Aufmerksamkeit auf die Geschehnisse innerhalb der therapeutischen Beziehung richtet, läuft er Gefahr, das alltägliche außertherapeutische Kommunikationssystem, d. h. die soziale Umwelt des Analysanden, aus dem Blick zu verlieren. Und er läuft Gefahr, nicht zu bemerken, welche Funktion er selbst innerhalb dieser sozialen Umwelt seines Analysanden erfüllt. Denn auch der individuumzentriert arbeitende Psychotherapeut übt ja stets eine soziale Funktion aus, die nicht allein den identifizierten Patienten betrifft, sondern auch dessen Partner, seine Familienmitglieder oder Arbeitskollegen.

Die Tatsache, daß ein Mensch – womöglich mehrmals wöchentlich – zu einem Therapeuten geht und dort eine Stunde Raum zum Sprechen hat, bewirkt zumindest, daß er in dieser Stunde nichts anderes macht und mit niemand anderem redet; und sie hat möglicherweise zur Folge, daß sein Bedarf, mit anderen Leuten über Intimitäten zu sprechen, hinreichend gestillt ist. Wer sich in der Beziehung zu seinem Partner nicht verstanden fühlt und deswegen zu einem hauptberuflichen Versteher geht, wird seinen Partner wahrscheinlich weniger mit seinen Wünschen, verstanden zu werden, behelligen, als wenn er nicht zu solch einem professionellen Verstehensdienstleister gehen würde.

Der Therapeut als Dritter: ein Fallbeispiel

Die therapeutische Beziehung – das sollten wir uns vor Augen halten – ist so gut wie nie eine Zweierbeziehung, sondern fast immer eine Mehrpersonenbeziehungen. Der Therapeut wird zu einer Art Familienmitglied, und zwischen ihm und den anderen Angehörigen des Patienten entwickelt sich eine gewisse Arbeitsteilung.

Das Beispiel einer Patientin, die vor einigen Jahren zu mir kam, mag dies illustrieren. Bereits am Telefon erklärte sie mir, ich sei der siebte Psychotherapeut, den sie aufsuche. Beim Erstgespräch, ein paar Wochen später, erklärte sie auf Nachfrage, sie habe bei mir etwa vier Wochen nach der letzten Sitzung einer vier Jahre dauernden hochfrequenten Psychoanalyse angerufen. Sie habe die Analyse nicht abgebrochen. Sie sei auch nicht von ihrem Analytiker rausgeworfen worden. Beide seien sich einig gewesen, daß es an der Zeit gewesen sei, die Analyse zu beenden. Das Ende und der Abschied seien monatelang sorgfältig bearbeitet worden.

Die Idee, sich einen neuen Therapeuten zu suchen, sei ihr während eines himmlisch schönen Urlaubs mit ihrem Mann an der Côte d'Azur gekommen. Sie habe dort wieder diese merkwürdigen Zustände bekommen, die sie auch das letzte Mal in die Therapie geführt hätten.

Den ersten Kontakt zu einem Psychotherapeuten hatte sie zehn Jahre zuvor, nachdem sie sich in einen anderen Mann verliebt hatte. Vor die Alternative gestellt, sich von ihrem Mann und der damals acht Jahre alten Tochter zu trennen, um mit dem neuen Partner zusammenzuleben, oder sich in die Beziehung zu ihrem Mann zu fügen, entwickelte sie ein depressives Zustandsbild. In dieser Situation suchte sie zum ersten Mal einen Psychotherapeuten auf. Ihm folgten fünf andere, vier davon Männer. Nur einmal war sie bei einer Frau. Die habe ihr jedoch Valium verschreiben wollen, und deswegen sei sie nach einer Sitzung nicht mehr zu ihr gegangen.

Die Betrachtung der Beziehungsdynamik zeigte, daß Psychotherapeuten die idealen Männer für diese Patientin waren. Sie ließen sich von ihr zur Nähe-Distanz-Regulation in der Beziehung zu ihrem Ehemann verwenden. Wann immer er sich zu weit von seiner Frau zu entfernen schien, brauchte sie nur zu signalisieren, sie habe sich in ihren Therapeuten verliebt. Dann wurde dieser ansonsten vielbeschäftigte Geschäftsmann sehr aktiv, setzte Himmel und Hölle in Bewegung, um zu verhindern, daß wirklich „irgend etwas geschieht", wie sie es formulierte. Auf diese Weise konnte sie ihren Mann dazu nutzen, ihre auf den Therapeuten gerichteten sexuellen Wünsche unter Kontrolle zu halten. Auf der anderen Seite war sie immer dann, wenn ihr Mann sich ganz auf sie einstellte und ihr all seine Aufmerksamkeit widmete, – wie sie sagte –, „vollkommen glücklich und selig. Alles war gut". Allerdings entwickelte sie nach kurzer Zeit dieser Seligkeit Ängste und Depersonalisationssymptome. Das führte dann stets dazu, daß sie sich wieder mehr ihrem Therapeuten zuwandte.

Gegenüber normalen Männern hatten Therapeuten als Dritte den unschätzbaren Vorteil, daß die Gefahr des tatsächlichen Fremdgehens relativ gering war. Ein Vorteil, den beide Partner offenbar zu schätzen wußten. Der Patientin war es wichtig, nicht wieder – wie zehn Jahre zuvor – wegen einer sexuellen Beziehung in Versuchung zu geraten, sich von ihrem wohlhabenden, zuverlässigen und ordentlichen Mann zu trennen. Und dem zuverlässigen und wohlhabenden Ehemann war es recht und die Kosten der vielen Therapien wert, daß seine Frau vom jeweiligen Therapeuten beschäftigt und von dummen Gedanken abgehalten wurde.

Die Beziehung zum Therapeuten – in den letzten vier Jahren hieß das: zu ihrem Psychoanalytiker – wurde so zur Lösung des Problems. Sie verhinderte, daß die soziale Umwelt störend für die Psyche der Patientin wurde.

In dieser Darstellung sind natürlich auch Beschreibungen und Erklärungen miteinander vermischt. Und wahrscheinlich hätten die zuvor mit dieser Patientin arbeitenden Kollegen die Situation ganz anders beschrieben und erklärt. Und man kann sich auch darüber streiten, ob das Arrangement, an dem sie teilhatten, positiv oder negativ zu beurteilen ist. Immerhin wurde so wahrscheinlich eine schwerere Depression der Patientin verhindert. Doch selbst wenn der Analytiker, der zuletzt mit ihr arbeitete, die präsentierte Einschätzung seiner Funktion geteilt haben sollte, hätte er wenige Möglichkeiten gehabt, etwas an ihr zu ändern. Er hätte seiner Analysandin die Situation deuten und bewußtmachen können. Das Problem in einem Fall wie diesem ist jedoch, daß der jeweilige Therapeut (nicht nur der Analytiker) seine Funktion für die Paarbeziehung erfüllt, ob er nun bewußt oder unbewußt von den beiden Partnern funktionalisiert wird. Das Dilemma eines jeden Therapeuten in solch einer Lage besteht darin, daß er eine sozial stabilisierende und Störungen beseitigende Wirkung hat, unabhängig davon, wie störend seine Deutungen oder sonstigen Interventionen auch sein mögen.

Betrachtet man die Chronifizierung dieses Drei-Personen-Arrangements als das zu behandelnde Problem, so wird die ganze Paradoxie deutlich: Der Versuch, die Situation zu verändern, trägt dazu bei, sie herzustellen und aufrechtzuerhalten.

SCHLUSS-SCHLÜSSE

Zum Schluß noch ein paar Schlüsse, die wir aus all diesen Überlegungen ziehen können.

Psychotherapeuten, welcher Schule sie auch immer angehören und welche Techniken sie auch immer anwenden mögen, wirken immer dadurch, daß sie ein Kommunikationssystem verändern: das soziale System, welches relevante Umwelt der Psyche des identifizierten Patienten ist. Eines der großen Probleme unserer Profession dürfte sein, daß wir sehr elaborierte Modelle der Psyche und der Psychopathologie konstruiert haben, unser Handwerk aber Kommunikation ist. Wenn wir eine Theorie der Therapie entwickeln wollen, so muß es eine Kommunikationstheorie sein. Und wenn wir von Kollegen anderer Schulen oder aus anderen Kulturen lernen wollen, so müssen wir uns anschauen, wie sie mit ihren Patienten kommunizieren und welche Folgen das hat.

2. Die Kunst, ein guter Analysand zu sein – Das Paradox der „Übertragung"

DER KONTEXT

Wenn erwachsene Menschen, die in einem ähnlichen kulturellen Umfeld aufgewachsen sind, miteinander in Kommunikation treten, dann geschieht dies nicht in einem luftleeren Raum. Die Komplexität der Situation ist durch eine Zahl stillschweigender Übereinkünfte erheblich reduziert, die Erwartungen der Beteiligten sind durch die Situation bzw. ihre Definition gerichtet und begrenzt. Wenn zwei Menschen miteinander reden, so ist das, was sie sagen, in seiner Bedeutung immer durch den Kontext mitbestimmt – ganz unabhängig davon, was sie sagen.

Dies gilt natürlich und gerade auch für die psychoanalytische Behandlung. Analytiker und Analysand würden sich nicht treffen, wenn es nicht ein Branchenverzeichnis gäbe, eine Liste bei der Ärztekammer, einem psychoanalytischen Institut oder sonstwo, nach der jemand als Therapeut ausgewiesen ist. Verbunden damit ist ein spezifisches Beziehungsangebot. Jeder Patient, der zu einem Arzt oder – strukturell auf derselben Ebene liegend – zu einem Psychotherapeuten geht, kann davon ausgehen, daß er sich in eine komplementäre, d. h. auf Ungleichheiten basierende Beziehung einläßt. Dies ist die gesellschaftliche und institutionelle Definition. Alles, was in dieser Beziehung geschieht, was der eine oder der andere macht oder sagt, ist demnach von vornherein in seiner Bedeutung eingeengt und vorherbestimmt. Beide sind gewissermaßen nicht mehr Herr ihres eigenen Sprechens. Bezogen auf die psychoanalytische Kur heißt das: Es ist klar, wer Analytiker und wer Analysand ist, wer Subjekt und wer Objekt der Analyse, wer der „Wissende" und wer der „Nicht-Wissende" ist, ja, wer „gesund" und wer „gestört" ist.

Das Entschlüsseln von Bedeutung

Seine Bedeutung erhält diese Rollenzuschreibung dadurch, daß Analysieren im allgemeinen, Psychoanalysieren im speziellen, einen anderen Status hat als sonstige Spezialistentätigkeit. Der Kompetenzbereich des Automonteurs oder Chirurgen ist auf einen eng umschriebenen Gegenstandsbereich begrenzt. Anders beim Analytiker: Die Bedeutung dessen, was andere Menschen sagen oder tun, zu analysieren, ist Voraussetzung jeglicher Kommunikation und damit Voraussetzung der Konstruktion einer subjektiven wie auch intersubjektiven Realität. Das, was die Menschen für real und wirklich halten, ist Ergebnis von Kommunikation mit der belebten wie unbelebten Umwelt. Sie muß symbolisiert werden und in irgendwelchen subjektiven Zeichen repräsentiert werden. Verständigung ist nur dort möglich, wo Zeichen, seien es sprachliche oder andere, nach demselben oder einem ähnlichen Code entschlüsselt werden.

Am deutlichsten wird dies, wenn wir einen Alltagsdialog betrachten. Wenn zwei Leute sich treffen und miteinander sprechen, so analysiert jeder, was die Worte, Gesten, Verhaltensweisen des anderen zu bedeuten haben. Vereinfacht wird das, da beide im allgemeinen stillschweigend das kollektive Abkommen akzeptieren, das jede Sprache darstellt. Bestimmten Worten und Begriffen sind intersubjektiv gültig bestimmte Bedeutungen zugeschrieben. Ein gemeinsamer Zeichenvorrat wird von beiden Gesprächspartnern nach den gleichen Regeln übersetzt und interpretiert. Zur Sprachverwirrung muß es kommen, wenn einer der Beteiligten eine Übersetzungsregel verwendet, die von diesem allgemeinen Abkommen abweicht. Wenn zum Beispiel „stark" mit „schwach" übersetzt wird, „aktiv" mit „passiv", „gut" mit „böse" usw.

Stellen Sie sich vor, Sie sind in einer fremden Stadt und suchen den Weg zum Bahnhof. Wenn Sie nun einen Menschen, der rechts und links miteinander verwechselt, nach dem Weg fragen, so werden Sie Schwierigkeiten haben, Ihren Zug rechtzeitig zu erreichen. Am anderen Ende der Stadt angekommen – kein Bahnhof weit und breit – werden Sie sich fragen: Habe ich meinen Informanten nicht richtig verstanden? Habe ich mich verhört? War etwas mit meiner Wahrnehmung nicht in Ordnung? Oder hat er mir die falsche Auskunft gegeben und mich an der Nase herumgeführt? Im ersten Fall suchen Sie die Fehler und Defizite bei sich selbst (die Auskunft des

Informanten war richtig, aber Sie haben sie falsch interpretiert), im zweiten Fall beim anderen. Entweder er wußte gar nicht, wo der Bahnhof ist (dann haben Sie ihm zu Unrecht eine komplementäre Beziehung angeboten, und er hat sie zu Unrecht angenommen: Er war *nicht* der Wissende und Sie der Unwissende, sondern Sie *beide* waren Unwissende); oder aber, er hat eine andere Sprache gesprochen. Mit den Worten, die er verwendete, meinte er etwas anderes als Sie. Im besten Fall finden Sie heraus, daß er immer rechts sagt, wenn er links meint. Aus der Perspektive des allgemeinen Sprachgebrauchs heraus würde er dann die Begriffe verwechseln. Aber Sie könnten nicht sicher sein, ob Sie nicht vielleicht in ein Land geraten sind, wo generell rechts als links und links als rechts bezeichnet wird. Herausfinden können Sie das nur, wenn Sie sich von mehreren Leuten den Weg zum Bahnhof beschreiben lassen. Solange Sie auf diesen *einen* Informanten angewiesen sind, bleibt nur eine Methode, um herauszufinden, welche Bedeutung seine Worte haben: Sie müssen ihren *Gebrauch* analysieren. Sie müssen *seine* Methode, die für *Sie* handlungsrelevanten Aspekte der Realität zu benennen, rekonstruieren. Andernfalls gelangen Sie nie an Ihr Ziel (z. B. den Bahnhof).

Ähnlich geht es dem Analysanden. Es sind bestimmte Zielvorstellungen, mit denen er sich in die Beziehung zum Analytiker einläßt: Er will von seinem neurotischen Leid befreit werden. Um dieses Ziel zu erreichen, hat er sich nicht in Beziehung zu irgendeinem Passanten begeben, sondern zu jemandem, der durch den gesellschaftlichen Kontext als Experte ausgewiesen ist. Unabhängig davon, wie neurotisch verzerrt das Weltbild des Patienten sein mag, *diese* Sichtweise entspricht den gesellschaftlichen Rollenzuweisungen. Ihnen entsprechend sieht er sich als abhängig, die Rollen als ungleich und die Beziehung als komplementär. Mehr weiß er im allgemeinen nicht über den Analytiker und viel mehr weiß er manchmal auch nicht über die Hintergründe und Ursachen seines Leids.

Er kommt mit dem Gefühl in die Behandlung, daß irgend etwas mit ihm nicht stimmt. Ganz im Sinne der Markierung des Kontextes hat er sich die Rolle des passiven Patienten zugedacht und dem Analytiker die des aktiven Therapeuten. Doch diese Erwartung wird enttäuscht: Nicht auf der Sachebene wird sein Problem abgehandelt, sondern auf der Beziehungsebene. Es wird nicht gehört, *was* er sagt, sondern *wie* er es sagt.

Die Erwartung des Analysanden wird – wenn man einmal von einem uninformierten, d. h. nicht vorbelasteten Patienten ausgeht –

radikal in Frage gestellt. Doch nicht nur seine Erwartungen an die Rollen, die sein Bild gesellschaftlicher Realität prägen, werden enttäuscht, sondern seine gesamte Sprache als bis dato selbstverständliches Kommunikationsmedium wird hinterfragt und mit ihr *alle* Strukturen seiner subjektiven Realität.

Das bewußte Bild der Wirklichkeit des Individuums ist nun einmal weitgehend an sprachliche Zeichen gebunden. Die Infragestellung oder Bestätigung des einen hat bestätigende oder infragestellende Rückwirkungen auf das andere. In der Kommunikation mit dem Analytiker erfährt der Patient, daß seine Worte über ihre allgemeinsprachliche Bedeutung hinaus auf Unbewußtes verweisen. Er sagt nicht nur das, was er bewußt sagen will, sondern etwas, von dem er bewußt nichts weiß. Er muß neue semantische Regeln erlernen; Regeln über die Verknüpfung sprachlicher und sonstiger Zeichen mit Bedeutungen.

Übertragung

Der Analysand befindet sich in einer Situation, die der des neugeborenen Kindes analog ist. So wie das kleine Kind zur Befriedigung seiner Bedürfnisse auf die Mutter angewiesen ist, sieht sich der Analysand im Blick auf das Erreichen seiner Therapieziele auf den Analytiker angewiesen. Nur durch die Kommunikation mit ihm kann er an dieses Ziel seiner Wünsche gelangen. Er muß sich in einer fremden Welt orientieren und Hypothesen über die Regeln, nach denen sie funktioniert, erstellen. So wie das Kind Regeln konstruieren muß, die das Verhalten der Mutter beschreiben, muß der Analysand die Regeln, nach denen sein Analytiker sich verhält, „analysieren". Er ordnet seine Wahrnehmungen anhand der Kriterien, die sich in seinem bisherigen Leben bewährt haben. Jedes Lebewesen ist darauf angewiesen, die Komplexität der Welt zu reduzieren und handlungsleitende Modelle der Welt zu konstruieren. Unter all den Daten, die aufgenommen werden, muß differenziert und zwischen wichtig und unwichtig für das eigene physische oder psychische Überleben unterschieden werden. Affekte sind dabei der primäre Maßstab der Bewertung. Die Unterscheidung zwischen lustvoll und unlustvoll kann als eine erste kognitive Leistung eines jeden Menschen betrachtet werden. Bestimmte sinnliche Wahrnehmungen der eigenen Person wie auch der Beziehung zu anderen erhalten so eine affektive Konnotation und Bewertung. Diese affektive Färbung ist stets Teil dessen, was über die Welt als „wirklich" subjektiv konstruiert wird.

Die Erforschung der Entwicklung von Erkenntnisstrukturen bei Menschen und Tieren legt den Schluß nahe, daß alle Lebewesen bestimmte Methoden der Hypothesenbildung verwenden. Sie scheinen irgendwie mit angeborenen biologischen Strukturen und Prozeßmustern in Verbindung zu stehen, deren Konsequenz bestimmte abstrakte Kognitionsprinzipien sind (Riedl 1980, Simon 1983). Die für unser Thema wichtigste ist, daß wahrscheinlich jedes Lebewesen davon ausgeht, daß in ähnlichen Situationen (Kontexten) ähnliche Problemlöse- oder Verhaltensstrategien erfolgreich sein werden.

Wenn dies auch für Analysanden gilt – die Eigenschaft, Lebewesen zu sein, kann man ihnen ja nicht absprechen – so sind ihre Möglichkeiten, die analytische Situation mit anderen auf Ähnlichkeiten hin zu vergleichen, sehr gering. Die Wahrnehmungsmöglichkeiten sind durch das analytische Setting begrenzt. Einzig die Tatsache ist sicher, daß eine *Abhängigkeitsbeziehung* besteht. Darüber hinaus sind die Möglichkeiten, die eigenen Wirklichkeitskonstruktionen daraufhin zu überprüfen, ob sie zur äußeren Realität passen, extrem beschränkt. Die sinnliche Wahrnehmung des Analytikers ist auf die verbale und paraverbale Ebene reduziert, d. h. auf das, *was* der Analytiker sagt, *was* er nicht sagt, *wie* er es sagt oder nicht sagt.

Was in der Beziehung zum Analytiker allein gewiß ist – das sei noch einmal betont – ist die Tatsache, daß es sich um eine komplementäre Beziehung handelt und daß der Analysand vom Analytiker abhängig ist. Es ist daher naheliegend und wahrscheinlich, daß der Analysand die Strategien, die sich bei der Bewältigung derartiger Beziehungssituationen in seinem Leben bisher bewährt haben, anwendet und auf ihren Erfolg hin überprüft. Und das ist es, was in psychoanalytischer Terminologie als Entstehung einer Übertragungsbeziehung bezeichnet wird. Die Beziehung zum Analytiker wird im Erleben gleichgesetzt mit ähnlichen Beziehungen aus der eigenen Vergangenheit. Das analytische Setting wird so zum Laborversuch, in dem eine Art iatrogener Paranoia erzeugt wird. Es *muß* erinnert und wiederholt werden.

Die wesentlichen Erkenntnisse der Psychoanalyse basieren auf diesem Phänomen. Damit steht gewissermaßen eine spezifische Grabungsmethode für die subjektive Archäologie dyadischer Abhängigkeitsbeziehungen zur Verfügung. In dieser Hinsicht ist es eine geniale Methode zur Erforschung unbewußter Erkenntnisstrukturen.

Daß es allerdings auch eine geniale therapeutische Methode ist, muß bezweifelt werden. Wenn man eine Metapher gebrauchen will, so stellt die psychoanalytische Methode ein Verfahren dar, das in sanierungsbedürftigen Städten deutlich macht, wie es im Laufe der Jahre zu einer nicht mehr zeitgemäßen Verkehrsführung gekommen ist. Geändert wird sie dadurch jedoch nicht automatisch, da sie keine sonderlich störende Wirkung auf die Struktur des Systems Psyche hat. Es gibt keinen umweltbedingten Grund, *nicht* zu erinnern und zu wiederholen.

WAHRHEIT IN ZWEIERBEZIEHUNGEN

Das Dilemma des Analysanden besteht darin, sich mit dem Analytiker auf eine gemeinsame Realität des Hier und Jetzt einigen zu müssen, sich aber nur nach dem in der eigenen Geschichte gezeichneten „Stadtplan", der eigenen Wirklichkeitskonstruktion richten zu können. Er deutet alles, was in der Beziehung zum Analytiker geschieht, durch seine freien Assoziationen, seine Träume und Affekte, und er formuliert es in einer erfahrungsnahen Sprache. Der Analytiker hingegen deutet die Kommunikation und Beziehung zum Analysanden aus *seiner* Perspektive in theoriegeleiteten und erfahrungsfernen Begriffen. Zwischen beiden Sprachen muß eine Übersetzungsregel gefunden werden, über die beide sich einigen können. Nur so ist es möglich, eine gemeinsame Realität zu konstruieren. Und nur so ist es möglich, das Modell der Realität des Analysanden mit einem angemesseneren und eventuell leidvermeidenden Modell zu konfrontieren.

Die innere Logik des Prozesses, in dem die Perspektiven zweier Dialogpartner zu einer gemeinsamen Wahrheit integriert werden, läßt sich schematisch folgendermaßen verdeutlichen. Beginnen wir mit der einfachen Wahrnehmung der Eigenschaften eines anderen und ihrer jeweiligen Beschreibung. Die beiden Kästen in Abbildung 1 können als vereinfachte Beispiele dienen. Sie stehen für die beiden Teilnehmer am Dialog, ihr Inhalt für die Aussagen, die beide machen. Jeder sagt als Subjekt etwas über den anderen, das Objekt seiner Erkenntnis.

der satz im rechten kasten ist in großbuchstaben geschrieben	DER SATZ IM LINKEN KASTEN IST IN KLEINBUCHSTABEN GESCHRIEBEN

Abb. 1

Für uns als außenstehende Beobachter, die wir die Regeln des Sprachsystems anwenden, erscheinen beide Aussagen richtig und wahr. Wie aber kann der Wahrheitsgehalt der beiden Aussagen festgestellt werden, wenn keine Informationen über den Kontext hinzugezogen werden, wenn die Definition, was ein Großbuchstabe und was ein Kleinbuchstabe ist, *nicht* vorausgesetzt werden kann? Wie erfolgt in einer Zweierbeziehung ohne Hinzuziehung eines Dritten und seiner Außenperspektive, ohne die zusätzliche Bedeutungsgebung durch den Kontext die Einigung darüber, was wahr ist?

Der dazu nötige nächste Schritt ist in Abbildung 2 dargestellt. Er führt zu der auf der Metaebene liegenden intersubjektiven Verifikation von Aussagen.

der satz im rechten kasten ist in großbuchstaben geschrieben	DER SATZ IM LINKEN KASTEN IST WAHR

Abb. 2

Was im rechten Kasten gesagt ist, qualifiziert den Wahrheitsgehalt der Aussage im linken Kasten. Was im linken Kasten gesagt ist, bezieht sich jedoch auf die Aussage im rechten Kasten, wodurch diese selbstbezüglich wird. Die links gegebene Beschreibung ist rechts bestätigt worden.

Ganz analog muß der Einigungsprozeß darüber, wie zwei Partner sich gegenseitig sehen, auf zwei Ebenen erfolgen: der Objektebene, d.h. der Ebene der Wirklichkeitskonstruktion (Beschreibung, Erklärung, Bewertung), und der Metaebene der Qualifikation dieser Zuschreibungen als wahr oder falsch.

Das nächste Beispiel (Abbildung 3) zeigt, was in solch einem rein dyadischen Prozeß geschehen kann

| der satz im rechten kasten ist in großbuchstaben geschrieben | der satz im linken kasten ist wahr |

Abb. 3

Gemessen an den Regeln, die der Kontext des Sprachsystems vorgibt, ist eine Art „Folie à deux" entstanden: Man bestätigt sich gegenseitig eine Wahrheit, die von der Wahrheit, wie sie von den Menschen in der Umgebung als gegeben vorausgesetzt wird, abweicht. Dies ist eine prinzipielle Gefahr operationell geschlossener dyadischer Systeme – also auch der psychoanalytischen Kur. Man einigt sich auf eine Wahrheit, die von der des umgebenden Sprachsystems abweicht.

DAS ÜBERTRAGUNGS-PARADOX

In den genannten drei Beispielen war – hier liegt ein gravierender Unterschied zur psychoanalytischen Dyade – eine symmetrische Beziehung vorausgesetzt: Zwei gleichrangige Partner mußten sich über die Realität einigen. In solchen Fällen wird entweder Konsens erzielt oder die Aussagen der beiden bleiben widersprüchlich (Abbildung 4).

| der satz im rechten kasten ist falsch | der satz im linken kasten ist falsch |

Abb. 4

Eine Einigung über die Wahrheit oder Unwahrheit der jeweiligen Aussagen kann nicht erzielt werden. Dies ist eine Auswirkung der Symmetrie der Beziehung. Die Inhaltsebene bleibt dabei ohne Bedeutung.

In der psychoanalytischen Situation besteht jedoch eine komplementäre, auf Ungleichheit der Kommunikationspartner beruhende Beziehung. Auf der Metaebene der gesellschaftlich definierten Rollen ist vorausgesetzt, daß die Aussagen des Analytikers, des Experten, wissenschaftlich abgesichert sind. Und auf der Metaebene der psychoanalytischen Theorie ist vorausgesetzt, daß die Aussagen des Analysanden das Ergebnis von Übertragungsprozessen sind (oder zumindest sein können). Auf diese Weise kann – natürlich nur im schlimmsten Fall, aber der ist leider gar nicht so unwahrscheinlich – eine klassische Paradoxie entstehen (Abbildung 5).

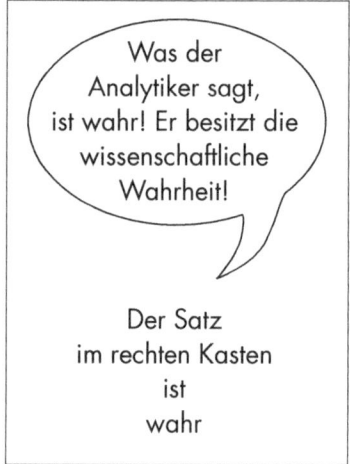 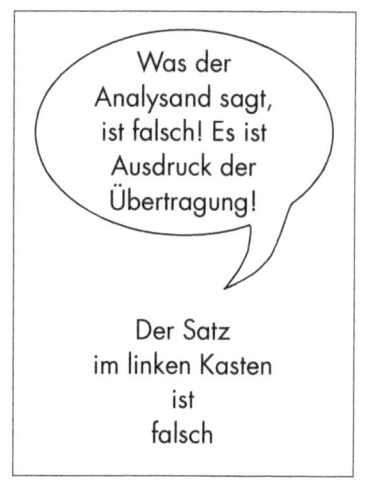

Abb. 5

Jede der Aussagen ist gerade dann – und nur dann – wahr, wenn sie falsch ist, und gerade dann – und nur dann – falsch, wenn sie wahr ist. Erst durch die Art, wie die Aussagen sich aufeinander beziehen, ist dieser selbstbezügliche Zirkel entstanden. Der Analysand nimmt den Analytiker seiner Übertragung gemäß wahr, der Analytiker deutet dies der Theorie entsprechend als Ausdruck der Übertragung, was vom Analysanden wieder der Übertragung entsprechend aufgenommen wird, was vom Analytiker wiederum als Übertragung gedeutet wird und so weiter (ad infinitum). Die unendliche Analyse ist die logische Folge.

Ein solches Paradox entsteht natürlich nur dort, wo der Analytiker daran glaubt, daß es eine einzige, unteilbare Wahrheit über die unbewußten Prozesse seines Analysanden gibt, und wo der Analysand glaubt, der Analytiker wisse diese Wahrheit. Obwohl beides heutzutage angesichts aufgeklärter Analytiker und Analysanden sicher nur noch ausnahmsweise der Fall ist, erscheint es wichtig, sich der Möglichkeit derartiger paradoxer Verstrickungen bewußt zu sein, da die konsequente Suche nach der Wahrheit mit dem Risiko verbunden ist, den Patienten verrückt zu machen.

DIE AUFLÖSUNG DER WIRKLICHKEIT

Die symbolische Ordnung, durch welche der Analysand seine Erfahrung bislang strukturiert hat, wird in der Analyse als unangemessen, unrealistisch, unreif, falsch, ja „krank" gedeutet. Akzeptiert er solche Interpretationen, so stellt er seine subjektive Wahrheit massiv in Frage. Sie wird gestört. Eine Krise ist induziert. An die Stelle der alten Wahrheit wird jedoch keine neue Wahrheit gestellt, sondern wiederum eine falsche, die erneut gedeutet werden muß. Getreu dem Motto: Die Erkenntnis von heute ist der Widerstand von morgen.

Das berühmte Zwiebelschalenmodell illustriert diesen Vorgang sehr gut: Schale für Schale, Schicht für Schicht muß gelöst werden, um von außen nach innen zur wahren und eigentlichen Zwiebel vorzudringen. Das Problem bei Zwiebeln wie bei symbolischen Ordnungen ist aber, daß sie *nur* aus Schalen bestehen. Hat man die letzte Schale entfernt, so hat man auch keine Zwiebel mehr. Und wenn man auf der Suche nach dem wahren Selbst die letzte subjektive symbolische Ordnung als Übertragung und Widerstand erkannt und aufgelöst hat, bleibt außer tränenden Augen nur ein unstrukturierter Haufen von Symbolen zurück, die ihren Symbolisierungseffekt verloren haben – die Sprache bzw. das sprachgebundene Weltbild des Individuums ist zerstört.

Ohne Zweifel ist dies eine Form der Emanzipation von äußeren Zwängen: den Zwängen, die jedes Sprachsystem als intersubjektives Abkommen über die Bedeutung und Verwendung von Zeichen und Symbolen darstellt. Keine Emanzipation ist es, wenn man die Handlungsfähigkeit des Analysanden zugrundelegt. Wer über kein Modell der Welt verfügt, besitzt keinen Rahmen, an dem er sich orientieren könnte. Nichts gilt mehr, alles ist zufällig. Die Unterscheidungen zwischen innen und außen, vorher und nachher, Ursachen und Wirkungen, die uns erst in die Lage versetzen, zielgerichtet zu handeln, lösen sich auf (deswegen sollte der Rat, während der Analyse keine lebenswichtigen Entscheidungen zu treffen, sehr ernst genommen werden).

DIE VERMISCHUNG VON ZEICHEN UND BEDEUTUNG

Die Methode, welche orthodoxe Psychoanalytiker bei der Auflösung der Realität ihrer Analysanden anwenden, besteht in der systematischen Vermischung von Zeichen und Bedeutung. Während in der Alltagssprache stillschweigend vorausgesetzt wird, daß die Bezeichnung für einen Gegenstand nicht der Gegenstand selbst ist und man zwischen der Speisekarte und der Speise, der Landkarte und der Landschaft unterscheiden muß, wird in der Psychoanalyse dieser Unterschied aufgelöst. Nichts ist mehr real, das Essen ist ein Symbol für eine unbewußte Speisekarte, die Landschaft Symbol für eine unbewußte Landkarte, und das Handeln ist ein Agieren, das für verborgene Ziele steht. So kommt es, um einen Satz von Jay Haley (1958, S. 251) zu zitieren, daß der Analysand sich ständig fragen muß, „ob er mit einem Mädchen namens Susi geschlafen hat oder mit einem unbewußten Symbol".

Der Psychoanalytiker vermischt die Ebenen von Zeichen und Bedeutung, indem er die Wahrnehmungen und Gefühle des Analysanden disqualifiziert. Er deutet sie um und definiert sich selbst als den eigentlich nicht gemeinten Adressaten der entstehenden Affekte. Angesichts der durch den gesellschaftlichen Kontext vorgegebenen Rollendefinitionen besteht eine gewisse Wahrscheinlichkeit, daß der Analysand die Deutungen des Analytikers annimmt und folgert, daß mit seiner Wahrnehmung, seinen Gefühlen, überhaupt seiner ganzen Person etwas nicht stimmt. Das hatte er ja schon immer vermutet, schließlich leidet er an sich selbst. Und er ist in die Analyse gekommen, um sich zu ändern und zu erfahren, was er falsch macht. Mit jeder Deutung sagt ihm der Analytiker, daß das, was er bislang für wahr hielt, reine Phantasie ist. Um nicht ganz und gar die

Orientierung und den Boden unter den Füßen zu verlieren, muß er nunmehr versuchen herauszufinden, was der Analytiker für wahr und richtig hält.

Schwierig wird dies vor allem im Blick auf das Verhalten in der Analyse, da ihm der Analytiker über die Grundregel hinaus nicht sagt, was er für richtig hält, und ihm ständig paradoxe Handlungsanweisungen gibt. Denn vom Patienten wird gefordert „a) zu regredieren und sich weiter zu entwickeln, b) passiv und aktiv zu sein, c) die Steuerung aufzugeben und aufrechtzuerhalten und d) auf die Realitätsprüfung zu verzichten und an ihr festzuhalten" (Greenson 1967, S. 370).

SPALTUNG ALS AUFLÖSUNG VON PARADOXIE

Die pragmatische Auflösung des Übertragungsparadoxes, welche die Psychoanalyse gefunden hat, besteht darin, die Beziehung, die zwischen Analytiker und Analysand besteht, in zwei unterschiedliche Beziehungen aufzuspalten: die Real- und die Übertragungsbeziehung. Es werden zwei verschiedene Interpretationsrahmen konstruiert, deren jeweilige Anwendung im Ermessen des Analytikers liegt. Auf diese Weise braucht nicht mehr alles, was der Patient sagt, als Resultat der Übertragung als „falsch" disqualifiziert zu werden, es kann auch „wahr", d.h. der Realität entsprechend, sein (Abbildung 6).

Der Satz im rechten Kasten ist wahr	Der Satz im linken Kasten ist entweder wahr oder falsch

Abb. 6

Dies ist im Prinzip ein sehr vernünftiges und funktionelles Verfahren zur Reduktion von Komplexität. Es ist eine der Voraussetzungen für das Gelingen von Interaktion und Kommunikation, daß in unterschiedlichen Kontexten unterschiedliche Interpretationsrahmen angewendet werden müssen. Wer im Theater sieht, wie Hamlet

Polonius vom Diesseits ins Jenseits befördert, wird nicht die Polizei alarmieren, es sei denn, er verwechselt die jeweils anzuwendenden Deutungsrahmen. Problematisch für den Analysanden ist jedoch, daß allein der Analytiker kraft seiner Rolle die Definitionsmacht darüber hat, welcher Interpretationsrahmen der angemessene ist. Wenn der Analysand sich auf das Verbot der Nebenanalyse einläßt, verfügt er außer in der Auseinandersetzung mit seinem Analytiker über keinerlei Möglichkeit, seine Wahrnehmungen intersubjektiv zu überprüfen. Durch die kommunikative Abgrenzung der Zweierbeziehung gegenüber Dritten gewinnt der Analytiker eine quasi autokratische Macht über das, was innerhalb dieser Zweierbeziehung als Realität zu betrachten ist. Er gewinnt die Kontrolle über das Geschehen. Jeder Versuch des Analysanden, einer anderen Realität als der des Analytikers Geltung zu verschaffen, scheitert am Grundaxiom der Psychoanalyse, daß die Wahrheit über den Patienten für ihn unbewußt ist. Und über das, was ihm unbewußt ist, kann der Analysand eben nicht bewußt verfügen ...

Einige Ratschläge für den guten Analysanden

Um es vorweg zu sagen, all dies gilt natürlich nur, wenn der Analysand sich auf seinen Analytiker wirklich einläßt, das heißt, wenn er ihm die beschriebene Definitionsmacht gibt. Das muß er nicht, schließlich ist auch seine Psyche als ein autonomes und strukturdeterminiertes System nicht von außen steuerbar, sondern höchstens störbar.

Wenn er es aber tut, so sollte er das dargestellte hierarchische Gefälle als Voraussetzung für seine Analyse akzeptieren. Er muß bereit sein, all das, was er bis dahin in seinem Leben an Selbständigkeit gewonnen hat, aufzugeben. Denn die unbewußten Überlebensstrategien, die er in seinem bisherigen Leben aufgebaut hat, sicherten ihm einen gewissen – wenn auch vielleicht begrenzten – Grad an Unabhängigkeit. Insofern ist der Schritt in die Analyse – wie häufig behauptet – wirklich mit dem Beitritt zu einer sektenartigen Glaubensgemeinschaft vergleichbar. Auch dort nimmt gemäß einer strengen Hierarchie die Verfügbarkeit über die Glaubenswahrheiten von oben nach unten ab, und die Zugehörigkeit zur jeweiligen Gemeinschaft setzt den unbedingten

Glauben daran voraus, daß die hierarchisch höher Stehenden auch die Wissenden sind.

Pikant wird das Ganze allerdings dadurch, daß Analytiker im allgemeinen das Selbstverständnis haben, emanzipatorisch zu wirken. Sie wollen nicht manipulieren und auf gar keinen Fall wollen sie angepaßte Analysanden. Der Analysand kann sich den Wünschen des Analytikers deshalb nur dadurch anpassen und unterwerfen, daß er sich *nicht* angepaßt und unterwürfig zeigt. Er muß sich mit dem Analytiker streiten – aber in netter Form, d. h. so, daß der Analytiker sich nicht ernsthaft bedroht fühlt. Er muß dazu ein hohes Maß an Empathie entwickeln, um die Belastbarkeit des Analytikers zu erspüren. Da dieser wenig von sich zeigt (außer einem mehr oder weniger nichtssagenden Gesichtsaus- und Händedruck bei Begrüßung und Abschied), muß er die kleinsten Signale, die der Analytiker aussendet, zu interpretieren lernen: sein Atmen, sein Naseputzen, sein Husten, Gähnen, den Tonfall und die zwischen den Zeilen der Deutung aufscheinenden Affekte des Analytikers.

Auch in der Dosierung der geäußerten positiven Gefühle muß er vorsichtig sein, da sie für den Analytiker ebenso bedrohlich sein könnten. Je näher er der Schwelle kommt, an der die Verführbarkeit des Analytikers beginnt, um so gefährlicher wird es. Eine gelungene Verführung würde die gesamte Beziehungsstruktur auf den Kopf stellen. Der Analysand wäre in der überlegenen, mächtigen Position, der Analytiker in der unterlegenen, ohnmächtigen Position. Die stillschweigende Grundlage der analytischen Beziehung wäre umgedreht, wenn auf einmal die Wünsche des Analytikers an den Analysanden größer würden als umgekehrt. Vor allem attraktive Analysanden müssen deshalb darauf achten, nicht zu attraktiv zu sein. Sollten sie das Gefühl haben, ihrem Analytiker zu sehr zu gefallen, so empfiehlt es sich, ihm irgendwie zu helfen, seine eigenen Gefühle als Gegenübertragung und ihre Verführungsversuche ihm gegenüber als Übertragung deuten und damit abwehren zu können. Diejenigen, die die Kunst des Analysiertwerdens noch nicht so ganz beherrschen, können dabei relativ plump vorgehen, indem sie gelegentlich Sätze wie „Sie erinnern mich an meine Mutter (meinen Vater)" einstreuen. Die Fortgeschritteneren können das Liebesspiel kultivierter auflösen, indem sie zur nächsten Stunde einen Traum mitbringen, in welchem sie vom Analytiker träumen und dann in ihren freien Assoziationen beim jeweils passenden Elternteil landen.

Das ermöglicht es dem Analytiker, sich beruhigt zurückzulehnen und erleichtert aufzuatmen, weil er ja doch – Gott sei Dank und leider – nicht gemeint war. Er hat es gelernt, mit Ambivalenzen zu leben.

Ein weiterer zentraler Punkt im Weltbild des Analytikers ist das Leiden. Sein Selbstverständnis ist, anderen etwas Gutes zu tun. Sonst könnte er nicht guten Gewissens Geld für seine Tätigkeit nehmen. Voraussetzung dafür ist, daß der Analysand leidet. Beim ordinären Patienten ist dies nicht problematisch. Schließlich würde er gar nicht erst einen Analytiker (d. h. einen Therapeuten) aufsuchen, wenn er nicht leiden würde. Schwieriger ist es für den Lehranalysanden. Sollte es ihm gutgehen, so darf er dies auf keinen Fall über längere Strecken der Analyse zeigen, da er sonst die Grundlage einer Therapeut-Patienten-Beziehung in Frage stellen würde. Doch auch hier ergibt sich wieder ein Dosierungsproblem. Kein Mensch kann es auf Dauer aushalten, immer die Ohren vollgejammert zu bekommen – nicht einmal ein depressiver Analytiker. Auf keinen Fall sollte deshalb der Analysand die Präsentation seines Leids mit irgendwelchen Appellen an die aktive Hilfeleistung des Analytikers verbinden, da der ja seinem Rollenverständnis nach nicht handeln, sondern nur deuten darf. Gefordert ist also das heroische Alleinbewältigen des Leids. Das ist wiederum für Lehranalysanden leichter als für richtige Patienten. Wenn die mit ihrem Leid allein fertig würden, brauchten sie ja keinen Therapeuten zu Rate zu ziehen.

Trotz dieser etwas komplizierten Verhältnisse empfiehlt es sich, im Zweifelsfall sein Leid zu demonstrieren, da dies die Beziehung zum Analytiker stabilisiert und ihm das Gefühl vermittelt, einer sinnvollen Tätigkeit nachzugehen. Es liegt auch im eigenen Interesse des Analysanden, sich ein gewisses Maß an Unzufriedenheit mit sich selbst zu erhalten. Andernfalls könnte er darüber in Zweifel geraten, ob er, statt seine Analysestunden zu bezahlen, nicht lieber in die Karibik fliegen sollte.

Um all dies auf eine Formel zu bringen: Es ist für den Analysanden wichtig, die Theorie des Analytikers zu erkunden und zur Grundlage seiner Selbstdarstellung als „Patient" zu machen.

Obwohl Theorien eigentlich dazu dienen, Erfahrungen zu ordnen und verstehbar zu machen, lassen sie sich auch in der umgekehrten Richtung verwenden. Man kann eine Theorie zugrunde legen und dann die der Theorie entsprechenden Erfahrungen machen. Da die professionellen Erfahrungen des Analytikers in erster Linie aus dem Umgang mit Patienten resultieren, ist für ihn Pathologie gewissermaßen zur Normalität geworden. Sich als Patient zu geben, ist also allemal richtig. Würde man das nicht tun, so würde das möglicherweise als noch schwerere Form der Pathologie gedeutet. Psychoanalytische Theorien – wie alle anderen Theorien – wirken wie Schwarzweißfernseher: Sie können immer nur Bilder in Grautönen wiedergeben, auch wenn eine Sendung in Farbe ausgestrahlt wird. Jede Theorie kann nur das erfassen, was sie in ihren Kategorisierungen vorgibt.

Ein besonders wichtiger Punkt, der vom Analysanden bedacht werden muß, ist der angemessene Umgang mit der Zeit. Da die Analyse vom Analytiker als ein langwieriger Prozeß verstanden wird, muß der Analysand ein Gefühl für das zulässige Tempo der Veränderung entwickeln. Am einfachsten ist es, sich ein deutliches Symptom zuzulegen. An ihm kann er dann überprüfen, wieviel Wandel der Analytiker vertragen kann bzw. wieviel er braucht, um nicht in die mit dem Gefühl therapeutischer Insuffizienz verbundene Depression zu fallen. Allerdings erfordert die Norm des analytischen Lebenszyklus Rückfälle und Wiederholungen. Daran muß man denken, wenn man nicht der Flucht in die Gesundheit verdächtigt werden will. Nur so wird es gelingen, nach der vom Analytiker für unbedingt nötig gehaltenen 300, 500 oder 1000 Stunden für ausreichend „gereift" erklärt zu werden.

Die oberste Regel, die der Analysand auf dem Weg zur Reife stets befolgen muß, lautet: Der Analytiker bestimmt die Richtung der Analyse, aber man darf es ihn nicht merken lassen. Anderenfalls würde man ihn in seiner emanzipatorischen, nichtdirektiven und nichtmanipulatorischen Identität in Frage stellen.

DIE LEHRANALYSE

Die Kunst, ein guter Analysand zu sein, kann nur vollbringen, wer ein großes Maß an Empathie aufbringt. Er benötigt eine hohe Sensibilität für das, was der Analytiker bewußt und unbewußt an versteckten Signalen aussendet. Er muß sich in ihn einfühlen können. Das ist es, was die Lehranalyse zu diesem einzigartigen Instrument der Ausbildung zum Psychotherapeuten macht. Es gibt wohl kaum eine bessere Methode, seine Empathie zu trainieren.

Es beginnt bei den Aufnahmeinterviews, in denen der Kandidat eine Prüfung bestehen muß, deren Erfolgskriterien für ihn nicht offenliegen. Die Tatsache, daß jemand zur analytischen Ausbildung akzeptiert worden ist, beweist seine Fähigkeit zur Empathie. In kürzester Zeit muß er sich auf mehrere ihm fremde Personen und deren bewußte und unbewußte Weltsicht einstellen, sie intuitiv erfassen und sich dementsprechend darstellen. In der Lehranalyse und den Kontrollanalysen wird diese Form des Trainings dann fortgesetzt – allerdings unter erschwerten Bedingungen. Während der Ausbildungsveranstaltungen hat der Kandidat sich möglichst „gesund" zu zeigen und in der Analyse hinreichend „krank". Diese Kontexte ausreichend auseinanderzuhalten, vor allem wenn der Lehranalytiker auch noch Dozent ist, erfordert eine beachtliche Fähigkeit zur Spaltung: Am Abend einen schlechten Seminarleiter zu ertragen und denselben Menschen am nächsten Morgen als Analytiker idealisieren zu müssen, ist eine ungeheure Anforderung. Wem es gelingt, in diesem Härtetest die Bedeutung unterschiedlicher Kontexte für das eigene wie auch das Verhalten anderer zu erkennen, der sollte das eigentlich auch in allen anderen Lebensbereichen vollbringen können.

Die emanzipatorische Wirkung der Psychoanalyse

Die hier gegebenen Ratschläge für Analysanden verwenden – das sei schamhaft eingestanden – Mittel der Karikatur. Aber Karikaturen erfinden ja im allgemeinen nichts gänzlich Neues, sondern sie verstärken nur charakteristische Merkmale des karikierten Gegenstands. Sie verändern ihn bis zur Erkennbarkeit. Und damit reduzieren sie natürlich die Komplexität in unangemessener Weise. Deswegen hier ein etwas ernsterer Versuch, die hier skizzierten kommunikationstheoretischen Überlegungen zur Psychoanalyse zusammenzufassen:

Die psychoanalytische Kur kann durchaus emanzipatorisch wirken. Paradox scheint daran aber, daß sie durch eine radikale Anpassungsforderung emanzipiert. Anpassung und Emanzipation sind aus einer Systemperspektive aber keine Gegensätze. Sie setzen sich sogar gegenseitig voraus. Alle lebenden Systeme können nur in Interaktion mit ihren Umwelten überleben. Voraussetzung dafür ist, daß es ihnen gelingt, relevante Informationen über sich selbst und die jeweiligen Umwelten zu gewinnen, so daß sie die Funktionsregeln ihrer inneren und äußeren Welt zueinander in Beziehung setzen können. Bezogen auf die psychoanalytische Kur heißt das, daß der Analysand zu erkennen lernt, daß die Alternative, die durch die traditionelle westliche Subjekt-Objekt-Spaltung suggeriert wird, „Entweder ich passe mich an dich an, oder du paßt dich an mich an!", falsch ist. Subjekt und Objekt bestimmen gegenseitig ihre Bedingungen und bilden gemeinsam durch das, was sie tun und sagen, ein Kommunikationssystem. Nur wer aus der neutralen Position des außenstehenden Beobachters auf die analytische Beziehung zu schauen lernt und die eigenen wie die fremden Anteile an der Kreation dieser speziellen Form der Kommunikation sieht, kann beide Faktoren in ihrer Wechselwirkung erfassen und emanzipiert wie auch angepaßt handeln.

In seinen Untersuchungen zur Entwicklung der sozialen Kognition zeigt Selman (1980), daß die Selbst-Objekt-Differenzierung normalerweise einer stufenweisen Perspektivenübernahme folgt. Während in der ersten Stufe das Subjekt das Objekt rein egozentrisch betrachtet, ist es auf der zweiten Stufe in der Lage, sich mit dem Objekt zu identifizieren und auf sich selbst aus dem Blickwinkel seines Gegenüber zu schauen. Auf der dritten Stufe schließlich wird vom Standpunkt des neutralen Beobachters aus die gemeinsame Beziehung gesehen. Aus dieser Perspektive heraus wird der gute Analysand – zumindest unbewußt – handeln. Der Verdacht liegt aber nahe, daß die meisten Analysen nicht über die zweite Stufe hinausgelangen. Dies liegt an dem ausschließlich dyadischen Setting, in dem kein realer Dritter als außenstehender Beobachter gegeben ist.

Dies ist auch der Grund, warum die Analyse in vielen Fällen keineswegs emanzipatorisch wirken dürfte und wahrscheinlich sogar antiemanzipatorisch wirkt. Sie stellt die internen, strukturdeterminierten Ziele des Patienten, die dieser mit in die Therapie bringt, in Frage. Dadurch wirkt sie störend (im systemischen Sinne), was die Chance zur Veränderung eröffnet. Die ökonomischste Veränderung für den Analysanden ist dabei, sich den Wünschen und Vorstellungen des Analytikers (der Umwelt) anzupassen. Erlernt oder erfunden werden so Strategien, sich den Anforderungen einer äußeren Autorität, sei sie auch noch so verhüllt und verdeckt, auf höchst empathische Weise zu unterwerfen, indem die Perspektive dieser Autorität übernommen wird.

Die kirchenähnliche Organisationsform vieler psychoanalytischer Institute und Fachgesellschaften dürfte ein Beleg dafür sein, daß diese Wirkung zumindest bei einer beachtlichen Zahl von Lehranalysanden eintritt.

PSYCHOANALYSE ALS WESTLICHER WEG DES ZEN

Es gibt aber noch einen weiteren Weg, auf dem die Psychoanalyse emanzipatorische Wirkungen erzielen kann. Dies ist der Fall, wenn die psychoanalytische Kur zu einer Form der Meditation wird, die Ähnlichkeiten mit den Methoden des Zen-Buddhismus aufweist.

Die Aufspaltung der Analytiker-Analysand-Beziehung in zwei verschiedene Beziehungen – die Real- und die Übertragungsbeziehung – ist ein logischer Taschenspielertrick zur Auflösung der oben dargestellten Paradoxie, die durch die Selbstbezüglichkeit aller *in* der Analyse *über* die Analyse gemachten Aussagen entsteht. Alles, was in der Analyse über die Beziehung zwischen Analytiker und Analysand gesagt wird, ist bereits wieder ein Aspekt dieser Beziehung. Die Aufspaltung dieser einen Beziehung in zwei Beziehungen hat eine entparadoxierende Wirkung. Sie ermöglicht es, sinnvoll sprechen zu können. Löst man die Paradoxie jedoch nicht auf und deutet als Analytiker konsequent alles als Übertragung, so gibt man dem Patienten eine Aufgabe, die einem Zen-Koan alle Ehre machen würde. Ein berühmter Zen-Meister konfrontierte einst seine Schüler mit der Frage: „Wenn ihr sagt, dies sei ein Stock, bejaht ihr; wenn ihr ihn nicht einen Stock nennt, verneint ihr; was würdet ihr ihn – abgesehen von Verneinung und Bejahung – nennen?" (Suzuki 1939, S. 62). Der Koan, der dem Analysanden gegeben wird, lautet: „Jeder kennt den Klang von zwei klatschenden Händen; wie ist der Klang von einer klatschenden Hand?" Der Analytiker als Meister seines Analysanden folgt der Weisheit aus alten taoistischen Schriften: „Regieren, indem man nichts tut, sprechen, indem man schweigt, die Welt besitzen, indem man alles aufgibt" (Vandewetering 1972, S. 130).

Wie kann der Analysand gegen seine Regierung rebellieren, wenn sie nichts tut? Und wie kann er ihrem vielsagenden Schweigen widersprechen, außer selbst zu schweigen, wenn dieses Schweigen auch in Wahrheit wiederum vielsagend ist? Durch die Abstinenz des Analytikers ist er verwiesen auf den Klang der einen klatschenden

Hand. Die psychoanalytische Kur erweist sich so als Aneinanderreihung paradoxer Interventionen, deren therapeutischer Effekt darin besteht, daß im optimalen Fall „eine schöpferische Transformation" stattfindet und sich „eine neue und individuelle einzigartige Lösung" findet, „die zustande kommt, gerade weil das Paradoxon der Analyse in Wirklichkeit eigentlich nicht zu lösen ist" (Wynne 1979, S. 43).

Erst dort, wo das sprachgebundene, logisch diskursive Denken an seine Grenze stößt, ist diese schöpferische Transformation möglich. Daß die Sprache dazu führt, Empfindungen durch Gedankenarbeit „unwirklich zu machen" und zu „entfremden" wird von Erich Fromm in seiner Auseinandersetzung mit dem Zen-Buddhismus hervorgehoben: „Damit meine ich die Tatsache, daß ich zu sehen glaube – aber *nur Worte sehe*; daß ich zu fühlen glaube, aber die *Gefühle nur denke*" (Fromm 1960, S. 140). Die Empfindung wird durch das Wort ersetzt, und damit beginnt die Zerstückelung der menschlichen Erfahrung. Gerade durch ihre Betonung der Wichtigkeit der Sprache kann die Psychoanalyse an deren Grenzen führen. Letztlich wird nur *der* Analytiker diese positive Wirkung erzielen können, der nicht bereit ist, über die Paradoxie des von ihm gestellten Koan hinwegzuhelfen. Nur wenn er mit all der Autorität seiner gesellschaftlich vorgegebenen Rolle auf die Wahrheit seiner sprachgebundenen Theorie pocht, wird er seinem Analysanden ermöglichen, zur Erkenntnis zu gelangen, daß die Mittel der Sprache und der Theorie nicht in der Lage sind, die wesentlichen Aspekte menschlicher Erfahrung zu erfassen. Der Analysand wird dann eine Lösung finden wie jener Zen-Schüler, der die Frage nach dem Stock weder bejahen noch verneinen durfte und den Stock nahm, ihn zerbrach und wegwarf. Wenn er solch eine Lösung allerdings nicht findet, dann könnte er in ernsthafte Schwierigkeiten geraten …

3. Emanzipation durch Anpassung – Soziale Perspektivenübernahme in der systemischen Therapie

Die Subjekt-Objekt-Spaltung als Zuschreibung von Täter- und Opferrollen

Ziel und Methode der systemischen Therapie und Beratung sind von einem grundlegenden Paradox bestimmt: Sie wollen dem Individuum zur Emanzipation verhelfen, indem sie ihm Anpassung ermöglichen und zur Anpassung verhelfen, indem sie ihm Emanzipation ermöglichen. Eine Paradoxie ist dies natürlich nur, wenn Anpassung und Emanzipation als unauflösbare Gegensätze betrachtet werden.

Emanzipation ist ein Begriff, der in den letzten Jahren ein wenig aus der Mode gekommen zu sein scheint. Aber auch wenn er angesichts allgemeiner ideologischer Entrümpelungsaktionen nicht mehr so viel verwendet wird, so beschreibt er doch immer noch gut, was viele Therapeuten und Berater als Ziel ihrer Arbeit angeben würden. Folgt man der Lexikondefinition, so bedeutet Emanzipation „die Befreiung von Individuen oder Gruppen, die zuvor rechtlich oder tatsächlich in einem dauernden Abhängigkeitsverhältnis standen" (Brockhaus 1968, Bd. 5).

Betrachtet man die Regeln, die in unserer Gesellschaft und in unserer Zeit die Formen zwischenmenschlicher Interaktion bestimmen, so findet man in ihnen ein widersprüchliches Bild der Selbstbestimmung und Freiheit, der Abhängigkeit und Unabhängigkeit des Individuums. Auf der einen Seite stehen juristische Normen, die davon ausgehen, daß ab einem gewissen Alter der einzelne mündig und selbstverantwortlich ist. Nur als Ausnahme ist vorgesehen, daß er „nicht schuldfähig" bzw. „unzurechnungsfähig" ist. Voraussetzung dafür ist, daß er geistig „krank" ist, d.h. in einem Zustand, den weder er noch ein anderer zu verantworten hat.

Auf der anderen Seite scheint das Erleben des einzelnen durch äußere Bedingungen bestimmt zu sein. Dieses Erleben findet seinen Ausdruck in den vielfältigen Konzepten einer „verstehenden Psychologie". Sei es, daß die frühe Mutter-Kind-Interaktion als strukturbildend für die Persönlichkeit angesehen wird, sei es, daß das Verhalten in der Gegenwart auf die subjektive Lerngeschichte zurückgeführt wird, auf „Lebenspläne", „Skripten", „Programme" oder etwas Ähnliches.

Aktivität und Passivität sind in beiden Konzepten unterschiedlich verteilt: mal beim einzelnen, mal bei seiner Umwelt. Abweichendes Verhalten muß zwangsläufig unterschiedlich bewertet werden, je nachdem, welchem dieser beiden idealtypischen Konzepte man folgt. Dies gilt auch und gerade für das Spektrum von Symptomen, das im allgemeinen die Klientel von Psychotherapeuten und Psychiatern zeigt.

Soziale Systeme sind das Spielfeld, in dem der Kampf um die „richtige" Sichtweise, das gültige Erklärungsmodell menschlichen Verhaltens ausgetragen wird. „Krank oder böswillig?" – das ist die Frage, die sich in allen sozialen Systemen stellt, seien es nun Familien, Institutionen oder Organisationen, in denen eines der Mitglieder „verrückte" Verhaltensweisen zeigt. Würde die Antwort „böswillig" lauten, so wäre darin die Eigenverantwortlichkeit des „Täters" impliziert. Viel schwieriger ist es, wenn sie „krank" lautet. Der Krankheitsbegriff hat inzwischen seine medizinische Eindeutigkeit im Sinne einer organischen Funktionsstörung verloren (vgl. Simon 1995).

Psychogenetische und soziogenetische Theorien der Persönlichkeitsentwicklung und Entstehung psychischer Krankheiten sind seit langem popularisiert, so daß die Zuschreibung des Etiketts „krank" in ihrer sozialen Bedeutung differenziert werden muß: Neben das nichtverschuldete Kranksein im organmedizinischen Sinne tritt das Kranksein, bei dem der Patient als „Opfer" seiner Umwelt betrachtet wird.

Während also bei der Zuschreibung des Etiketts „böswillig" zu den auffälligen Verhaltensweisen eines Menschen er selbst als der Unruhestifter und Schuldige gesehen wird, erscheint in den naiv soziogenetischen Konzepten, wie sie im Bewußtsein der Bevölkerung teilweise verbreitet sind, die „Krankheit" auf die Schuld der Umwelt, sei es nun der Eltern oder „mobbender" Kollegen, zurückführbar.

Beiden Erklärungsmodellen gemeinsam ist die implizite erkenntnistheoretische Prämisse, daß zwischen Subjekt und Objekt eine Trennung vorgenommen werden kann; daß das Subjekt aktiv handelnd und (irgendwie) „ursächlich" ist, während das Objekt passiv erleidend ist oder, wie es in der Beschreibung von Boxkämpfen immer wieder so treffend heißt: „Wirkungen zeigt". Die Struktur der beiden Paradigma ist weitgehend gleich, lediglich die Opfer- und Täterrolle wird verschiedenen Interaktionspartnern zugeschrieben. Ein wesentlicher Aspekt in der Interaktion dysfunktionaler sozialer Systeme, in denen ein Mitglied sich z. B. verrückt verhält, ist der Kampf um den Besitz der Realität, d. h. der Streit und der Dissens darüber, welches der beiden genannten Interpretationsschemata „wirklich" das richtige ist. Implizit ist in diesem Kampf die Alternative, daß entweder der eine oder der andere mit Schuld beladen wird. Ausweg ist dann nur zu häufig der alle Beteiligten von jeder Schuld freisprechende Kompromiß, denjenigen, der sich auffällig verhält, als organisch krank zu definieren. Der Kampf um die Realität hat dann eine Lösung gefunden, bei dem die Alternative zwischen der Schuld des einen und der Schuld des anderen aufgelöst worden ist und alle Beteiligten entlastet werden.

In den Etiketten, die einzelnen Verhaltensweisen und den Personen, die sie zeigen, aufgeklebt werden, sind Bewertungen enthalten. Die Realität, die in einem sozialen System konstruiert wird, besteht nicht nur aus Beschreibungen, sondern immer aus Beschreibungen, Erklärungen *und* Bewertungen. Vor allem die affektive Bedeutung, die eine Verhaltensweise gewinnt, bestimmt ihren individuellen wie familiären Wert. Die Wahlmöglichkeiten, die der einzelne zwischen verschiedenen Handlungsalternativen hat, sind also stets auch Wahlmöglichkeiten zwischen affektiven Werten. Wie er sich entscheidet, hat Rückwirkungen auf diejenigen Personen, die zu ihm in Beziehung stehen. Verstößt er gegen bestimmte essentielle Prinzipien, so droht ihm die Ausstoßung.

Da jeder Mensch stets in einem Beziehungskontext leben muß, ist die Möglichkeit seiner Emanzipation und Selbstbestimmung begrenzt. Als lebendes System unterliegt er „einem ständigen Prozeß der Selbstaufrechterhaltung und Selbstverwirklichung, der durch intern definierte Kriterien der Stabilität und Organisation gesteuert wird. Dieses Merkmal lebender Systeme erlaubt es uns, sie phänomenologisch als diskrete, autonome Phänomene zu identifizieren;

autonom heißt hier nicht, daß sie von der Umwelt unabhängig sind, sondern daß ihre Ziele sich von denen der physikalischen Umwelt unterscheiden und systemintern definiert sind." (Goodwin 1970, S. 1).

Spielregeln

Man lebt immer in einem Bezugssystem, in dem die eigenen Handlungen mit den Handlungen anderer koordiniert werden müssen. Die systeminternen Ziele, die die Autonomie des einzelnen bestimmen, sind nur zu verwirklichen, wenn seine Anpassung an die Realität und damit sein physisches und psychisches Überleben gelingt. In der Entwicklung des Individuums zeigen sich unterschiedliche Phasen und Grade der Abhängigkeit von Interaktionspartnern. Während beim Neugeborenen oder beim Kleinkind diese Abhängigkeit sehr groß ist, nimmt sie beim Heranwachsenden ab. Die Übernahme der selbsterhaltenden und selbststeuernden Funktionen durch das Individuum als Prozeß der Emanzipation läßt sich als eine zunehmende Differenzierung seiner psychischen Strukturen verstehen, eine Folge der strukturellen Kopplung mit den jeweiligen Umwelten, das Resultat der Geschichte kompensierter Störungen. Voraussetzung für eine mit dem Überleben vereinbare Selbststeuerung ist eine viable Konstruktion der Realität (Glasersfeld 1981), d.h. ein Modell der Welt, mit dessen Hilfe in einer Weise gehandelt werden kann, daß Überleben möglich ist (das ist zugegebenermaßen eine zirkuläre Definition – eine Tautologie –, aber so ist unsere „Erkenntnis" der Welt nun einmal organisiert: Was geht, geht, was nicht geht, geht nicht. Basta!).

Die Welt, *in* welcher der einzelne lebt, ist aber nicht statisch, sondern sie verändert sich oder sie wird durch das Verhalten des Individuums erhalten. In einer Familie, wie in jedem anderen sozialen System, bestimmt *jeder* die Bedingungen aller anderen. Jeder ist sowohl aktiv handelndes Subjekt wie auch passiv erduldendes Objekt. Jede Handlung des einzelnen wirkt auf seine Umwelt, was wiederum auf ihn als Handelnden zurückwirkt. Die Interaktion erfolgt nicht so, wie es geradlinige Ursache-Wirkungs-Konzepte suggerieren, sondern zirkulär.

Die Familie ist das Lernfeld, in dem jedes Kind sein Modell der interaktionellen Realität konstruieren muß; ein Modell einer Welt, die nicht statisch ist, sondern sich entwickelt. Alle Familienmitglieder sind in einem Prozeß der Koevolution oder Koontogenese verwickelt, bei denen jeder die Entwicklungsbedingungen aller anderen bestimmt.

Individuelle Lebensgestaltung ist nur dem möglich, der die Wechselbeziehungen zwischen dem, was er mit seinen Handlungen anderen antut, und dem, was andere ihm antun, erfaßt. Ein Weltbild, das entsprechend den Vorstellungen der Mechanik stets davon ausgeht, daß man entweder Objekt oder aber Subjekt ist, wird der Realität der Interaktion in sozialen Systemen nicht gerecht. Grundlage einer Anpassung an die Realität wie auch der Emanzipation kann nur eine interaktionelle Weltsicht sein, die Handlungssequenzen in ihrer Interdependenz erfaßt. Nur so ist emanzipierte Anpassung möglich.

In Familien erfolgt die Handlungskoordination der Familienmitglieder entsprechend dem familiären Lebenszyklus nach sich verändernden Mustern. In der Phase, in der die Kinder klein und hilflos sind, sind ihre angemessene Versorgung und ihr Überleben davon abhängig, daß die Eltern sich in die Kinder einfühlen können und ihre Bedürfnisse erspüren. Die Verhaltenserwartungen an die Kinder verändern sich. Sie müssen sich nunmehr zunehmend selbst in die Position der Eltern versetzen und sich selbst aus deren Perspektive betrachten, beurteilen und bewerten. Die Regelung der Interaktion erfolgt zu einem guten Teil über die Koordination der wechselseitigen Perspektiven. Dies gilt nicht nur für geglückte und funktionale Formen des Zusammenlebens, sondern auch für dysfunktionale, pathologieerzeugende. Nur weil das Verhalten des jeweils anderen genau in ein bestimmtes subjektives Interpretationsmuster paßt, kann jeder einzelne sich so verhalten, wie er sich verhält. Das bekannteste Beispiel dafür: Die Frau nörgelt, „weil der Mann sich so zurückzieht", der Mann zieht sich so zurück, „weil seine Frau so nörgelt". Solche Spiele ohne Ende (Watzlawick et al. 1967) entstehen, wenn die Koordination der Beobachtungsperspektiven nicht funktioniert. Dies passiert, wenn nicht geklärt werden kann, ob das, was man denkt und fühlt, was der andere denkt und fühlt, das ist, was er denkt und fühlt, was er denkt und fühlt usw.

Da es sich in sozialen Systemen in der Regel um Interaktionen handelt, die nicht allein dyadisch sind, können Interaktionsregeln als das Zusammenspiel mehrerer individueller Perspektiven verstanden werden. Da zwischen diesen Regeln und den jeweils individuellen Interpretationsmustern eine Wechselbeziehung besteht – sie bestätigen oder disqualifizieren sich gegenseitig – ist von entscheidender Bedeutung, wie in ihnen Subjekt- und Objektrollen zugeschrieben werden. Die Möglichkeit zur Änderung des Systems wird damit ebenfalls zu- bzw. abgeschrieben, d. h. die „Ursache" oder „Schuld" oder „Verantwortung" dafür, daß alles so ist, wie es ist, oder sich ändert. Der häufig zu beobachtende Kampf um die Realität erweist sich somit als ein homöostatischer Mechanismus: Wer den Schwarzen Peter der Rolle des handelnden Subjektes bekommt, erhält nicht nur die Möglichkeit zur Veränderung in der Zukunft, sondern auch die Schuld für die Misere in der Gegenwart; wer hier und jetzt etwas verändern kann, trägt damit auch die Verantwortung für das, was geschehen ist.

Betrachtet man aus der Außenperspektive des Therapeuten diese Spiele als Ganzes und macht sich frei von der alternativen Zuschreibung von Subjekt- und Objektrollen, so sieht man Regeln der Interaktion, die von allen Beteiligten getragen werden. In seinem Handeln, seinem Agieren und Reagieren – wie immer er selbst das auch deuten und begründen mag – realisiert der einzelne innerhalb des sozialen Systems diese Regeln. Auch wenn er sich selbst nur als reagierend erlebt, muß er bewußt oder unbewußt eine Entscheidung treffen, sich so und nicht anders zu verhalten. Den systemischen Therapeuten und Berater interessieren die Regeln des Verhaltens, der „innere Spielplan", nach dem jeder einzelne sich richtet. So wie im Schachspiel die Interaktion der verschiedenen Figuren nicht durch ihre dinglichen Eigenschaften bestimmt ist, sondern durch die voneinander abweichenden Bewegungs- und Aktionsmöglichkeiten, stellt sich auch die menschliche Beziehungsrealität als eine Menge von Interaktions- und Kommunikationsregeln dar. Nicht Eigenschaften, die dem Selbst und den Objekten zugeschrieben werden können, sondern Regeln der Selbst- und Fremdwahrnehmung, des Agierens und Reagierens sowie ihre positive oder negative Bewertung bilden das jeweils subjektive Bild der Welt.

Ziel systemischer Interventionen ist es, Spielregeln, welche die Koevolution der Mitspieler behindern und blockieren, zu verändern. Einer der Wege, die dahin führen können, ist die Bewußtwerdung dieser Regeln; ein anderer kann die Veränderung dieses „inneren Spielplans" sein, d. h. des affektiv-kognitiven Schemas und Wertsystems, das jeder einzelne und alle gemeinsam als Grundlage ihres Denkens, Fühlens und Handelns benutzen.

„PARADOXE" INTERVENTIONSFORMEN DER SYSTEMISCHEN THERAPIE UND BERATUNG

Paradox sind die Methoden der systemischen Therapie und Beratung nur, wenn man sie auf die Erwartungen an das Verhalten und die Funktion von Therapeuten bezieht.

Bereits durch die Methode des Informationsgewinns, die systemische Fragetechnik, werden implizite erkenntnistheoretische Prämissen in Frage gestellt. Konsequent werden Interaktionen und Beziehungen aus der Außenperspektive betrachtet. Jeweils ein Dritter wird über die Beziehung und das Verhalten der anderen befragt: „Was tut A, wenn B dies oder jenes macht?", „Wer steht A näher, B oder C?", „Wenn C sich nicht auf diese oder jene Weise verhalten würde, würde B sich dann mehr A nähern oder mehr C?", „Wenn sie ihrem Psychoanalytiker sagen: ‚Sie erinnern mich an meine Mutter (meinen Vater)', wird er sich dann eher beruhigt zurücklehnen und erleichtert aufatmen oder ..." Es wird also die Regelhaftigkeit von Verhaltenssequenzen und Beziehungsmustern in den Fokus der Aufmerksamkeit gerückt und bewußtgemacht. Es werden Informationen über die Regeln der Kommunikation kreiert.

Durch diese Methode des sogenannten „zirkulären Fragens" (Selvini Palazzoli et al. 1981, Penn 1983, Tomm 1994) werden aber auch gleichzeitig Wirklichkeitskonstruktionen angeboten, die den familiären wie individuellen Interpretationsmustern und Bewertungsmaßstäben zuwiderlaufen. Jegliches Verhalten hat neben dysfunktionalen auch funktionale Aspekte. Während die Teilnehmer an der Interaktion im allgemeinen nur die dysfunktionalen sehen, richtet der Interviewer sein Interesse auch auf die positiven Aspekte. Durch hypothetische Fragen, die abklären, welche Phantasien über das vorhanden sind, was passieren würde oder passiert wäre, wenn z. B. keine „Symptome" gezeigt würden oder das „Problem" nicht aufgetreten wäre, wird die systemspezifische funktionelle Bedeutung des beklagten Phänomens sichtbar: „Wenn Karl nicht verrückt geworden wäre, dann hätte er das Haus verlassen, und wenn er von zu Hause weggezogen wäre, dann wäre Mutter depressiv geworden, und wenn Mutter depressiv geworden wäre, dann hätte die Tochter

Lisa sich verstärkt um die Mutter kümmern müssen und nicht heiraten können" usw.

Die Empathie des Therapeuten oder Beraters zeigt sich in den Fragen, die er stellt. Affektive Prozesse haben stets einen Beziehungsaspekt. Die jeweilige Beziehungsrealität ist der Kontext, in dem die Bedeutung von Gefühlen verstehbar ist. Der systemische Therapeut richtet den Blick auf den Beziehungshintergrund, der diese Gefühle verstehbar macht. Deutungen, Interventionen und Verschreibungen zielen nicht darauf, dem Patienten oder Klienten Regression zu ermöglichen oder emotionale Nachsozialisation in der Beziehung zu einem Therapeuten, sondern auf aktive Veränderungen der eigenen, alltäglichen sozialen Situation. Aktiv verändern kann eine Situation aber nur der, der sich als handelndes Subjekt konstruiert. Dies ist der Grund, weswegen der einzelne konsequent als eigenverantwortliche Person behandelt wird, die sich, aus welchen Gründen auch immer, entschieden hat, so zu leben, wie sie lebt. Die Verantwortung für Veränderung bleibt bei *jedem* einzelnen.

Phänomene, die in herkömmlichen Psychotherapieformen als „Widerstand" verstanden werden, werden als funktionelle Gleichgewichts- und Überlebensmechanismen gesehen und daher nicht in Frage stellt. Ganz im Gegenteil: Der Therapeut stellt sich auf die Seite des Widerstandes, argumentiert für ihn, zeigt seine positiven Aspekte, warnt davor, ihn aufzugeben, da man nie wissen könne, ob nicht noch etwas Schlechteres nachkommt. Auf diese Weise wird jedem einzelnen ermöglicht, die andere Seite der Ambivalenz zu erleben, die auf Veränderung drängt, den nicht befriedigten Bedürfnissen entspricht usw.

Durch die systematische Einführung der Perspektive des außenstehenden Beobachters verändert sich jeweils individuell die Perspektivenstruktur. Es ist ein Vorgang, der in Untersuchungen zur Entwicklung der sozialen Kognition als Übernahme der *Perspektive der dritten Person* beschrieben wird. In einer zusammenfassenden Darstellung seiner Untersuchungen charakterisiert Selmann (1980) drei Stufen der Perspektivenübernahme, denen drei Stufen von Personen- und Beziehungskonzepten entsprechen. Auf der ersten Stufe wird zwar zwischen Selbst und Objekt unterschieden, die Beziehung wird jedoch allein aus der subjektiven Perspektive her beurteilt. Auf der zweiten Stufe ist es möglich, sich in die Position des anderen zu versetzen und sich aus dessen Perspektive zu beobachten. Bei der

Übernahme der Perspektive der dritten Person lernen die einzelnen, „sich aus einer solchen Beobachtungsperspektive auf die interpersonale Beziehung zurückzuwenden, die sie in performativer Einstellung mit einem Interaktionsteilnehmer aufnehmen. Diese verknüpfen sie mit der neutralen Einstellung einer unbeteiligt anwesenden Person, die dem Interaktionsvorgang in der Rolle des Zuhörers oder Zuschauers beiwohnt. Unter dieser Voraussetzung kann die auf der vorangegangenen Stufe hergestellte *Reziprozität der Handlungsorientierungen vergegenständlicht* und in ihrem *systemischen Zusammenhang* zu Bewußtsein gebracht werden" (Habermas 1983, S. 157).

Nicht nur der Therapeut ist in der Rolle des *neutralen* Beobachters, sondern auch der jeweils Dritte in der Familie wird in die Beobachterrolle gebracht. Da aus unterschiedlichen Perspektiven die gleichen Beziehungen beleuchtet werden, entsteht – auch wenn im Einzelfall keine neutralen Beschreibungen erfolgen – ein mehr oder weniger neutrales Außenbild.

Das Prinzip der systemischen Familientherapie mit ihrer Technik des „zirkulären Fragens" stellt somit ein intensives Lernfeld der Perspektivenübernahme dar. Die Einführung der Außenperspektive löst das Problem der Selbstreferenz dyadischer Beziehungen auf. Wenn in einer Zweierbeziehung „Beziehungsklärung" versucht wird, so ist alles, was dabei gesagt wird, Teil der Beziehung, die geklärt werden soll (Sie: „Wir sollten einmal über unsere Beziehung sprechen!" Er: „Gerne, mein Schatz, wo siehst du ein Problem?" Sie: „Ich finde, du bestimmst immer, wie alles wirklich ist, und ich habe angeblich immer unrecht!" Er: „Aber das ist gar nicht wahr, mein Schatz, da irrst du dich!"). Allein die Außenperspektive macht es möglich, dieser Selbstbezüglichkeit zu entgehen. Jeder einzelne kann so erfahren, wo und wie er als handelndes Subjekt seine Welt (d. h. seine Familie, seinen Beziehungskontext) gestaltet. Vor der Therapie oder Beratung ging jeder davon aus, daß die Welt „in Ordnung" sein könnte, wenn nur der andere sich anders verhalten würde. Jeder versuchte dementsprechend, den anderen dazu zu bringen, sich so zu verhalten, wie er selber es brauchte. Doch die Macht- und Manipulationsmöglichkeiten, dies zu erreichen, sind beschränkt und führen nur zu oft zu Dysfunktion und Symptombildung. Durch die Einnahme der Außenperspektive hat das Individuum die Chance, sich als handelndes Subjekt zu sehen, dessen Macht über die Umgebung zwar begrenzt ist, das ihr aber auch nicht ausgeliefert ist.

Anpassung wird als Prozeß der Gegenseitigkeit erlebbar. Die Logik der Werte, die jeden einzelnen und das soziale System als Ganzes in seinen Handlungen leiten, wird deutlich und kann auf ihre Sinnhaftigkeit überprüft werden.

DAS EMANZIPATIONS-PARADOX

Das Paradox der systemischen Therapie und Beratung liegt in der störenden Einsicht begründet, daß die Anpassung des einzelnen nur dort in einer funktionellen Weise möglich ist, wo er sich emanzipiert verhält. Jeder ist handelndes Subjekt; aber nur der, der sich dessen bewußt ist und die Verantwortung für die interaktionellen Folgen seines Handelns übernimmt, kann den komplizierten Wechselprozeß der Innen-Außen-Anpassung leisten. Wo der einzelne lediglich als Opfer seiner Umwelt gesehen wird, liegt seine einzige Änderungschance darin, daß irgendwann einmal diese Umwelt einsichtig wird und sich wandelt. Ein Heilsbringer ist es dann, der ihn rettet. Wird jeder hingegen in seiner Autonomie akzeptiert, die ihn zur „Entscheidung", sich z. B. irgendwie uneinfühlbar zu verhalten, geführt hat, wird ihm auch die Möglichkeit eröffnet, etwas zu verändern. Und paradoxerweise besteht die einzige Möglichkeit, in den Genuß einer anderen, besseren und möglicherweise bekömmlicheren Umwelt zu gelangen, darin, sie sich zu schaffen.

4. Das verlorene Vertrauen und der Ruf nach Kontrolle – Komplexitätsreduktion durch Ausgrenzung

EIN LÖSUNGSVORSCHLAG?

„Irren ist menschlich – Aussondern schadet allen" – mit dieser und ähnlichen Parolen wurde und wird die Abschaffung psychiatrischer Anstalten, die in der Tradition des 19. Jahrhunderts irgendwo auf der grünen Wiese, weit weg vom alltäglichen Leben der „Gesunden", errichtet sind, gefordert. Daß diese Forderung in erster Linie symbolischen Charakters ist (die Anstalt als Symbol der Ausgrenzung), darf wohl angenommen werden. Andernfalls wäre dieser „Lösungsvorschlag" ähnlich naiv, provokativ oder zynisch wie der, den einst ein deutsches Satire-Magazin für das Welt-Hunger-Problem gemacht hat: „Einfach mehr essen!"

Im folgenden soll der Versuch unternommen werden, einige Aspekte des Phänomens der Ausgrenzung aus einer systemischen Perspektive näher zu betrachten. Daß dabei das Problem nur schlaglichtartig beleuchtet werden kann und andere wesentliche Aspekte vernachlässigt werden (z.B. ökonomische), sei vorausgeschickt. Es könnte am Beispiel der Ausgrenzung von Schülern aus Schulklassen, unbotmäßigen Mitgliedern aus Kaninchenzüchtervereinen oder Mitarbeitern aus Firmen beschrieben werden; die Analyse der Ausgrenzung von „Verrückten" hat aber den Vorteil, daß bei ihr die normalen Mechanismen sozialer Systeme so schön deutlich werden.

VERTRAUENSVERLUST UND KONTROLLBEDÜRFNIS

Nachdem Herr A. seine kleine Wohnung in einem 14-Familien-Haus bezogen hatte, schien alles völlig normal und unauffällig. Er hielt sich an die Regeln der Hausordnung, putzte die Treppe, verschloß abends ordnungsgemäß die Haustür und er grüßte seine Mitbewohner ebenso unverbindlich freundlich wie sie ihn. Darüber hinaus hatte er keinen Kontakt zu ihnen.

Diese wenigen „angepaßten" Verhaltensweisen reichten aus, um Herrn A. innerhalb seiner psychotischen Privatwelt unangetasteten Freiraum zu lassen. Man mag die Anonymität unserer Wohnverhältnisse beklagen, für Herrn A. jedenfalls hatte sie zur Folge, daß bereits minimale Anpassungsleistungen an die sozialen Erwartungen seiner Mitbewohner ausreichten, um ihnen das Vertrauen zu geben, er sei „normal", das heißt, er werde sich in seinen alltäglichen Verhaltensweisen (soweit für die Mitbewohner von Belang) nicht anders verhalten als alle anderen auch. Seine Isolation bewirkte, daß der Bereich der „direkten Interaktion" (Goffman 1967) sehr beschränkt war, d.h., daß auch nur sehr geringe Anforderungen an die Erfüllung von Regeln für diese Art der Interaktion mit den Hausbewohnern erfüllt werden mußten.

Ohne einen individual- wie auch sozialpsychologischen Mechanismus wie „Vertrauen" bliebe für jeden einzelnen die Welt zu komplex, als daß er sich in ihr orientieren könnte und das Zusammenleben mehrerer Menschen so ohne weiteres möglich wäre. Wer morgens zum Bäcker geht, um Brötchen zu kaufen, vertraut darauf, daß sein Nachbar ihn nicht auf der Treppe mit einem Dolch attackiert, und er vertraut darauf, daß die Brötchen, die ihm der Bäcker verkauft, nicht vergiftet sind. Vertrauen läßt sich quantifizieren, d. h., man kann mehr oder weniger vertrauen (darauf, daß der Bäcker nur frische Brötchen verkauft, kann man wohl weniger vertrauen als auf die Ungiftigkeit seiner Brötchen). Ohne derartige „vereinfachende", d. h. Komplexität reduzierende Mechanismen (Luhmann 1973) könnte weder der einzelne noch ein soziales System handlungsfähig werden, da jedesmal sämtliche Handlungsvoraussetzungen wieder neu überprüft werden müßten (ob am nächsten Tag wohl wirklich die Sonne aufgeht z. B.).

Mechanismen wie „Vertrauen" erlauben es uns, Informationen über unsere Umwelt zu schaffen, Wichtiges von Unwichtigem zu unterscheiden, frühere Erfahrungen auf die Zukunft zu übertragen. Und die Welt paßt sich ihrem Bilde auch wirklich an und wird in der Realität einfacher: Wenn jemandem vertraut wird, so fühlt er sich dadurch gebunden, er bemüht sich (mehr oder weniger), diesem

Vertrauen gerecht zu werden. Dies alles galt auch für Herrn A. (nur deshalb putzte er die Treppe usw.). Seit nunmehr zehn Jahren litt er an einer paranoid-halluzinatorischen Psychose, die durch unregelmäßig auftretende Zustände von Verfolgungsangst, akustischen und optischen Halluzinationen sowie massiver wahnhafter Verarbeitung gekennzeichnet war. Er war deswegen berentet und stand in regelmäßiger Betreuung durch eine sozialpsychiatrische Beratungsstelle.

Trotz der dichten Betreuung geschah es eines Morgens, daß Herr A. eine Nachbarin, als diese Brötchen holen wollte, im Treppenhaus mit einem Brotmesser attackierte. Er hatte sie als eine der vermeintlichen „Hauptschuldigen" an seiner Pein identifiziert und versuchte seine Angst, von ihr umgebracht zu werden, durch einen Präventivschlag zu bewältigen.

Es kam, wie es kommen mußte: Wo Vertrauen als Komplexität reduzierender Mechanismus versagt, bietet sich die Möglichkeit, mit Hilfe von Machtausübung eine analoge Wirkung zu erzielen (Luhmann 1975). Die Polizei wurde gerufen, das Gesundheitsamt verständigt und eine Zwangseinweisung vorgenommen.

Wenn wir die Gesamtheit der Bewohner dieses Hauses (inkl. Herrn A.) als Modell für die Reaktionsweisen sozialer Systeme nehmen, so ist hier deutlich geworden, wie der Regelverstoß eines Mitbewohners zur Ausgrenzung führte. Es war jedoch nicht ein x-beliebiger Regelverstoß, sondern einer, der gegen eine Metaregel (eine Regel über die Gültigkeit von Regeln) gerichtet war: daß man Vertrauen in die Einhaltung der Regeln für den unmittelbaren zwischenmenschlichen Umgang haben kann. [Aus soziologischer Sicht versucht denn auch Goffman „psychotisches Verhalten" als ein Versagen, „sich gemäß der etablierten Verhaltensregeln für direkte Interaktion zu verhalten" (1971, S. 155), zu definieren.]

Der Bereich direkter Interaktion war in der Beziehung zwischen Herrn A. und seinen Mitbewohnern auf das Erfüllen oder Nichterfüllen einiger weniger konventioneller Erwartungen reduziert. Das Vertrauen auf Einhaltung dieser formalen Regeln wurde generalisiert, d. h., aus der Erfüllung der Verhaltenserwartung wurde die „Normalität" von Herrn A. gefolgert.

Die Reaktion auf den Verlust dieses Vertrauens war zunächst Angst, dann Mißtrauen. Auch dieses Mißtrauen war eine Möglichkeit, Komplexität zu reduzieren: Indem man Herrn A. nun auf einmal

„alles" zutraute („Irgend etwas mit dem Gas könnte er anstellen, alles fliegt in die Luft" usw.), konnte man sich auf die „gefährliche Situation" einstellen und „Sicherheitsvorkehrungen" treffen. Man brauchte auch das Vertrauen in den Rest der Hausbewohner nicht in Frage zu stellen – „Verrückt ist hier schließlich nur einer!". Unter den Hausbewohnern kam es zu einer massiven Solidarisierung: Man fordert den Auszug von Herrn A. für den Fall seiner Klinikentlassung oder aber von der Klinik die „schriftliche Garantie", daß sich derartige Vorfälle nicht mehr ereignen. Als Herr A. sich bei einem Wochenendurlaub bei den Mitbewohnern entschuldigen wollte, stieß er nur auf Ablehnung und Mißtrauen; man ließ ihn nicht in die Wohnung, hatte Sicherheitsketten gekauft, Gassprays und Gummiknüppel.

Die Forderung, Herrn A. aus dem Mietshaus (dem sozialen System) auszugrenzen, hatte den Sinn und Zweck, für alle anderen das Leben wieder „in Ordnung zu bringen", einfacher zu machen. Eine Alternative dazu, die offensichtlich die gleiche Funktion hätte erfüllen sollen, war die „Garantie" der behandelnden Ärzte. Das Vertrauen, das Herrn A. nicht mehr gewährt wurde, hätte also ersetzt werden können durch das Vertrauen in die ärztliche Kompetenz. Wo Herrn A. die Eigenverantwortlichkeit für sein Verhalten abgesprochen wurde, mußte ein anderer diese Verantwortung übernehmen, der im Falle eines Falles zumindest hätte zur Rechenschaft gezogen werden können. Die Abgabe einer solchen Garantie hätte – wenn überhaupt – nur unter der Bedingung erfolgen können, daß entweder die behandelnden und betreuenden Therapeuten aufgrund ihrer Sachkenntnis und Erfahrung ihrerseits genügend Vertrauen in die Angepaßtheit Herrn A.s gehabt hätten oder sich aber eine lückenlose Kontrolle hätte gewährleisten lassen.

Für den Psychiater besteht die Möglichkeit, die Ausgrenzung von Patienten zu verhindern, wenn er das Vertrauen, das ihm bzw. seiner Kompetenz gewährt wird, an die Stelle des verlorengegangenen Vertrauens in die Selbststeuerungsfähigkeit des Patienten setzt.

Er muß sich jedoch darüber klar sein, daß er dieses Vertrauen, genauso wie sein Patient, verlieren kann. Er steht in dem Dilemma, die dauernde Ausgrenzung nur verhindern zu können, wenn er rechtzeitig ausgrenzt. Er kann die relative Freiheit (die ja bekanntlich einen heilenden Effekt haben soll) nur gewährleisten, wenn er kontrolliert.

Daß jeder Kontakt zu einem Patienten nicht nur den Aspekt der Beziehungsaufnahme und Zuwendung hat, sondern auch den der Kontrolle, bestimmt zu einem guten Teil die Ambivalenz in der Beziehung zwischen den in psychosozialen Institutionen arbeitenden Therapeuten und ihren Patienten. Mit der Übernahme der Verantwortung für die „Angepaßtheit" der Patienten bekommen sie auch den sozialen Druck, der sonst die Patienten erreichen würde, delegiert. Wer sein Ziel erreichen will, Ausgrenzung zu verhindern, wird einiges von dem zu spürenden Druck nicht an seine Patienten weitergeben können, sondern auf seinen (möglichst breiten) Schultern behalten müssen. Je weniger Druck er selbst ertragen kann, je ängstlicher oder auch nur unerfahrener er ist, desto mehr wird er zu seiner eigenen Entlastung diesen Druck an den Patienten weiterleiten müssen, d. h., desto eher wird er ausgrenzend oder kontrollierend den individuellen Freiraum des Patienten einschränken müssen.

Er erlebt am eigenen Leibe den Widerspruch zwischen individuellen und gesellschaftlichen Bedürfnissen. Es entstehen dabei oft paradox wirkende Anforderungen, zumal dann, wenn man berücksichtigt, daß Ausgrenzung nicht allein konkreten Personen widerfährt, sondern auch in den Köpfen mehr oder weniger schweigender Mehrheiten. Es gilt also nicht allein, der real stattfindenden Ausgrenzung entgegenzuwirken, sondern auch der diskriminierenden Beurteilung, der Bildung und Bestätigung von Vorurteilen, die ihrerseits als selbsterfüllende Prophezeiung wirken, den Prozeß der Ausgrenzung fördern und sich letztlich durch ihn auch immer wieder bestätigen.

INNEN- ODER AUSSENSTEUERUNG

In regelgesteuerten Systemen bilden sich Metaregeln, wie das Nichtbefolgen von Regeln geahndet wird. Ist dies nicht der Fall, so ist die Handlungsfähigkeit des Systems eingeschränkt.

Wo nach Einschätzung der gesellschaftlich legitimierten Beobachter („Gutachter") ein Individuum nicht über ausreichende Möglichkeit der Selbststeuerung (= Innensteuerung) verfügt, werden andere Steuerungsmechanismen sozial notwendig (Außensteuerung). Einer dieser Mechanismen ist die Ausgrenzung, die Disqualifikation, das Nicht-mehr-mitspielen-Dürfen dessen, der sich nicht an die Regeln hält. Ein zweiter Mechanismus ist die Delegation der Steuerungsfunktion, der Verantwortung, an einen Vormund, einen Therapeuten oder eine Institution.

Ein Spiel (jedes System kann als ein Spiel betrachtet und analysiert werden), in dem jeder nach seiner eigenen Spielregel spielen würde, wäre für alle Beteiligten strapaziös, kompliziert und ängstigend. Wo Vertrauen in seiner angstentlastenden, da die Welt „in Ordnung bringenden", Wirkung verlorengeht, kann es durch Kontrolle ersetzt werden.

Als Randbemerkung sei hinzugefügt, daß es natürlich viele verschiedene Arten der Regelverstöße gibt. So läßt sich auch der Unterschied zwischen „krimineller" und „verrückter" Regelverletzung am ehesten durch den Unterschied zwischen „Falschspieler" und „Spielverderber" charakterisieren. Der erste mißachtet die Regeln, obwohl er sie kennt, um seines Vorteils (des vermeintlichen oder wirklichen) willen. Da er die Existenz von Regeln zur Kenntnis nimmt, sich ihrer bewußt ist, versucht er sein Delikt im allgemeinen geheimzuhalten. Er verhält sich wie jemand, der beim Pokern ein fünftes As aus dem Ärmel zieht. Der Verrückte dagegen verstößt ganz öffentlich und für alle wahrnehmbar gegen die Metaregel, daß überhaupt irgendwelche Regeln gelten. Und bei alledem ist noch nicht einmal ganz deutlich, ob er überhaupt „weiß", daß er Regeln verletzt, ob er Herr seiner selbst ist usw. Er bringt nicht um irgendeines auf der Hand liegenden und offensichtlichen Vorteils willen gezinkte Karten ins Spiel, sondern er scheint die Regeln überhaupt zu leugnen, den „Sinn" des Spiels.

Kehren wir zurück zu den Mechanismen, die jede Gesellschaft braucht, um Chaos zu verhindern, Ordnung und Vertrauen zu gewährleisten. Sie braucht dazu eine Strategie, mit der sie wirklich oder vermeintlich gefährliche Individuen, die Furcht und Angst erregen, behandelt. Der Anthropologe Lévi-Strauss (1955) unterscheidet dabei zwei Typen von Gesellschaftsformen: diejenigen, welche die „Anthropophagie" (Menschenfresserei) praktizieren und diejenigen, die – wie die unsere – eine Haltung einnehmen, welche man als „Anthropemie" (von griech. *emein*, erbrechen) bezeichnen könnte. Zwei entgegengesetzte Lösungen für dasselbe Problem. Einmal werden die furchterregenden Individuen ausgeschlossen, das andere Mal verleibt man sie sich ein, um ihre Kräfte zu neutralisieren oder selbst in ihren Besitz zu gelangen. Eine Alternative, die wenig beruhigend, anspornend oder tröstlich erscheint.

Auf jeden Fall sollte sie die Forderung nach „Abschaffung der Ausgrenzung" als Utopie entlarven. Was diese Forderung zur Utopie macht, ist ihr prinzipieller Charakter, d. h. die Vernachlässigung der inhaltlichen Frage: Wo ist die Grenze, von der an ausgegrenzt wird? Diese Grenze ist nämlich durchaus zu verschieben. Daß es Normen und Regeln in sozialen Systemen gibt, ist nicht zu ändern; welche Normen und welche Regeln, ist jedoch keineswegs festgeschrieben und unveränderlich.

Die Kernfrage der Ausgrenzung lautet daher: Welche Arten zu denken und zu fühlen, welche Phantasien und Träume sind sozial akzeptiert und können öffentlich gezeigt werden?

An diesem Punkt gewinnt die Alternative „stationäre oder ambulante Behandlung" ihre sozialpsychologische Relevanz. Es ist nämlich die Alternative zwischen einer großen und einer kleinen Toleranzbreite, zwischen einem differenzierten Umgang mit Abweichungen und einem undifferenzierten. Ohne die Palette verschieden weit ausgrenzender bzw. möglichst wenig ausgrenzender ambulanter Versorgungseinrichtungen erfolgt die Ausgrenzung nach dem Alles-oder-nichts-Prinzip; Ausgrenzung und Hilfe gehen eine unselige Ehe ein: Wer Hilfe braucht, bekommt sie nur um den Preis der Ausgrenzung. Diese Verknüpfung ist keineswegs durch die Logik oder irgendeinen rationalen Sinnzusammenhang bestimmt, sondern allein durch die Organisationsform therapeutischer Einrichtungen. Die fatalen Wirkungen – nicht allein für die betroffenen Personen – dürfen nicht unterschätzt werden.

Wenn zum Beispiel Gefühle der Hilfsbedürftigkeit, große Teile der individuellen Emotionalität, bestimmte Formen der Wahrnehmung, des Denkens, der sexuellen Befriedigung usw. mit Ausgrenzung verbunden sind, so werden damit nicht allein die betroffenen Personen ausgegrenzt, sondern auch die Probleme und Konflikte, unter denen sie leiden. Mit dem Mythos der Geisteskrankheit ist unvermeidbar der Mythos der Normalität verbunden, es gibt im individuellen wie öffentlichen Menschenbild nur noch „Verrückte" oder „Normale". Ein Patient brachte es auf die Formel:

„Es gibt zwei Arten von Menschen: diejenigen, denen sowieso nicht mehr zu helfen ist, und diejenigen, die keine Hilfe brauchen!" Durch die Organisationsform „psychiatrisches Krankenhaus" wird diese Kategorisierung institutionalisiert (oder besser: sie bleibt institutionalisiert). Es gibt nur drinnen oder draußen; und die, die drinnen sind, gehören einem sehr weiten Spektrum höchst differenzierter psychologischer Gegebenheiten an, ebenso wie die, die draußen sind.

Vertrauen als sozialpsychologischer Regelungsmechanismus hängt auch von „Vertrautheit" ab (Luhmann 1973). Durch rasche Ausgrenzung kann Vertrautheit mit psychisch Kranken, mit der Verrücktheit usw. nicht entstehen, so daß das zur Ausgrenzung führende Mißtrauen sich ständig selbst bestätigt bzw. nicht revidiert werden kann.

Herr A., der uns als Beispiel diente, konnte nicht mehr in seine Wohnung zurück; ihm wurde gekündigt, es ließ sich nicht verhindern. Der tätliche Angriff auf eine Nachbarin war so weit außerhalb des vertrauensfähigen Toleranzbereichs, daß die Angst der Mitbewohner nicht abgebaut werden konnte. Da sich auch die Therapeuten außerstande sahen die gewünschte Garantie abzugeben, blieb nur die Unterbringung in einem Heim, wo relativ mehr Kontrolle gewährleistet ist, andererseits jedoch auch weniger Eingebundenheit in gutbürgerliche Konventionen herrscht.

Diese ausgrenzende Maßnahme beruhte nicht auf den Vorurteilen von Mitbewohnern, sondern auf Urteilen, auf realen Erfahrungen. Deshalb wäre es wohl auch borniert gewesen, von den Hausbewohnern zu verlangen, die Anwesenheit von Herrn A. zu ertragen. Dies hätte bedeutet, in ständiger Angst zu leben, nur weil der Zufall es so wollte, daß man gerade mit Herrn A. in einem Haus wohnte.

Die vorausgegangenen Darstellungen lassen sich vielleicht zu einem Bild zusammenfassen:

In ihrer für „öffentliche Ordnung" sorgenden Funktion hat die Psychiatrie immer eine Aufgabe übernommen, die ihr vom „Vater Staat" delegiert wurde. Solange das, was unter Kontrolle gebracht werden sollte, unverstehbar und unbehandelbar blieb, mußte diese Aufgabe rein kustodial und ausgrenzend bewältigt werden. Dies fand seinen Niederschlag in den Gesetzen für „Sicherheit und Ordnung". Seit man differenzierter zu verstehen meint, was psychische Krankheit ist, kann man auch differenzierter damit umgehen. Neben dem Sicherheitsaspekt wird der „Ruf nach Hilfe" gesehen. Die „Ordnungsfunktion" der Psychiatrie ändert sich dadurch jedoch nicht. Die Gefahr der „Hilfe" besteht allerdings darin, daß sie zur zweiten von Lévi-Strauss beschriebenen Gesellschaftsform beiträgt: Die „furchterregenden" Individuen werden dadurch neutralisiert und ihre Kräfte nutzbar gemacht, daß sie „verschlingenden Helfern" als Opfer vorgeworfen werden.

Anzustreben wäre es, den Bereich der individuellen Entfaltungsmöglichkeiten zwischen diesen grauslichen Polen des institutionalisierten „Verschlungenwerdens" und „Ausgekotztwerdens" zu erweitern, d. h. den Toleranzbereich für exzentrisches Verhalten auszudehnen.

5. Die Kunst der Chronifizierung – Über die Anpassung von System und Umwelt

Persönliche Vorbemerkung

Die folgenden Überlegungen zum Thema Chronifizierung habe ich angestellt, nachdem ich leichtfertigerweise die Einladung Rosmarie Welter-Enderlins angenommen hatte, auf dem vom Ausbildungsinstitut für systemische Therapie und Beratung, Meilen/Zürich, organisierten Kongreß „Chronisch – Einfrieren und Auftauen von Beschreibungen kritischer Lebensereignisse", 1993, einen Vortrag zum Thema „Das Etikett ‚chronisch' und das Einfrieren von Problembeschreibungen" zu halten. Doch beim Nachdenken darüber fielen mir als erstes merkwürdigerweise nicht Patienten und ihre Familien ein. Vor meinem inneren Auge erschien statt dessen ein Konzertsaal. Es ist mehr als 12 Jahre her, daß ich dort das Konzert eines populären Sängers (dessen Namen ich hier pietätvoll verschweigen will) hörte. Damals war ich begeistert. Vor etwa anderthalb Jahren besuchte ich erneut ein Konzert dieses Sängers. Ich war enttäuscht, ja erschüttert: Es erschien mir als dasselbe Konzert. Ich verließ den Konzertsaal mit dem Gefühl, Zeuge eines tragischen Falles von Chronifizierung geworden zu sein.

Als nächstes fielen mir Auftritte berühmter Therapeutenkollegen ein. Sie erzählen seit Jahren, ja Jahrzehnten, immer wieder dasselbe. Ein typischer Fall des chronifizierten „Nichts-Neues-Syndroms" (Merton 1965, S. 80).

Und dann dauerte es natürlich nur noch Sekunden bis mir die Schamröte ins Gesicht stieg, weil mir bewußt wurde, daß auch ich alle Anzeichen einer hochgradigen Chronifizierung zeige. Ich berichte in meinen Seminaren immer wieder von denselben Patienten, variiere wieder und wieder dieselben Theorien und erzähle stets dieselben Witze und wiederhole mich und wiederhole mich und wiederhole mich ... (und so könnte dieser Aufsatz durchaus zur Illustration seines Themas geraten).

Dieser Blick aus der Innenperspektive des Betroffenen veranlaßte mich, den vorgegebenen Titel zu ändern. Wenn ich also von der Kunst der Chronifizierung spreche, so möchte ich versuchen, das Bewußtsein dafür zu wecken, daß Chronifizierung ein Phänomen ist, das nicht allein im Bereich von Problemen zu finden ist, sondern in allen Lebensbereichen. Damit soll Chronifikation natürlich nicht auf Teufel komm raus positiv bewertet werden, sondern nur davor gewarnt werden, sie von vornherein negativ zu bewerten.

DIE UNTERSCHEIDUNG AKUT/CHRONISCH

Beginnen wir also zunächst mit einer möglichst wertfreien Beschreibung der Phänomene der Chronifizierung. Das ist allerdings gar nicht so einfach. Schließlich verwenden wir für unsere Beschreibungen meist die Sprache. Und damit laufen wir stets Gefahr, die Merkmale unserer Beschreibungen mit den Merkmalen der beschriebenen Phänomene, die Organisation und Struktur der Sprache mit der Organisation und Struktur lebender Systeme zu verwechseln.

Lassen Sie uns also sprachkritisch beim Gebrauch des Begriffs chronisch anfangen. Wann und in welchem Kontext verwenden wir ihn? Der Gebrauch bestimmt ja bekanntlich die Bedeutung eines Wortes (Wittgenstein 1952, S. 43). Welches ist das Differenzschema, an dem wir uns als Beobachter orientieren, wenn wir von Chronifizierung sprechen? Welche Unterscheidungen vollziehen wir? Welchen Gegenbegriff denken wir mit? Was ist auf der anderen Seite der Unterscheidung?

Wir sprechen von chronischer Polyarthritis, chronischem Geldmangel, ganz allgemein von chronischen Krankheiten oder chronischen Mangelzuständen. Und die Gegenbegriffe sind in diesem Zusammenhang nicht etwa Gesundheit oder Überfluß, sondern die akute Krankheit oder der akute Mangel.

Das heißt, die Frage der Chronifizierung stellt sich dem Beobachter erst, wenn er zuvor die Abweichung von einem erwarteten und als selbstverständlich vorausgesetzten Zustand festgestellt hat.

Wenn er die Ereignisse und Prozesse, welche aus dem Rahmen der Selbstverständlichkeit fallen, mit der Erwartung verknüpft, daß sie wieder vorübergehen, so bezeichnet er sie im allgemeinen als akut: die akute Entzündung des Mittelohrs, der akute Mangel an Nahrungsmitteln in von Jahr zu Jahr wechselnden Gegenden Afrikas (hängt von der aktuellen Bürgerkriegslage ab). Wenn die Erwartung, daß dieser Zustand zeitlich begrenzt ist, sich nicht erfüllt oder gar die Erwartung besteht, daß er für lange Zeit erhalten bleibt, dann wird er als chronisch bezeichnet: die chronische Schizophrenie, der chronische Alkoholismus, die chronische Verstopfung ... der Hauptverkehrsstraße.

Ich habe diese Wortklauberei hier so ausführlich betrieben, um zu verdeutlichen, daß wir immer dann, wenn ein Mensch den Begriff chronisch verwendet, sehr viel über ihn – vor allem über seine Erwartungen – erfahren, aber eigentlich nur sehr wenig bzw. gar nichts über die Phänomene, die er so benennt und etikettiert. Vor allem erfahren wir sehr viel darüber, wie er einen Bereich sieht, den er eigentlich gar nicht sehen kann: die Zukunft.

Der Chronizität zuschreibende Beobachter hat im allgemeinen eine doppelte Unterscheidung vorgenommen: die Unterscheidung krank/gesund bzw. normal/unnormal und die Unterscheidung akut/chronisch (Simon 1995).

So wie der Begriff chronisch verwendet wird, impliziert er stets ein Defizit oder eine Pathologie und eine negative Bewertung. Wo die Unterscheidung krank/gesund vorausgesetzt wird, liefert sie darüber hinaus auch noch eine Erklärung nach dem Krankheitsmodell.

Die Einordnung in einen Kontext von Krankheit verleitet uns auf jeden Fall zu der Annahme, die Mechanismen der Chronifizierung seien ein Merkmal krankhafter Prozesse bzw. durch Krankheit zu erklären.

Erklärungsbedürftig ist aber ganz generell, wie lebende Systeme bzw. solche Systeme, die Leben voraussetzen, – seien es organische, psychische oder soziale Systeme, seien sie als gesund oder als krank, normal oder unnormal bezeichnet – über längere Zeit – also chronisch – ihre Struktur und Identität bewahren. Wie läßt sich Nichtveränderung in einer Welt, die ständigem Wechsel unterworfen ist, erklären? Wie läßt sich nicht allein der Erhalt von Symptomen, sondern auch der chronische Mangel an Symptomen erklären? Wie nicht nur die Bewahrung von Defiziten und Insuffizienzen, sondern auch die von Qualitäten und Fähigkeiten. Wie schaffen es Systeme, sich über längere Zeit nicht zu verändern? Wie entstehen Zuverlässigkeit, Routine und Berechenbarkeit?

SYSTEM UND UMWELT(EN) ALS EINHEIT DER CHRONIFIZIERUNG

Jedes lebende System schafft sich seine Umwelt, es verändert sie oder erhält sie dadurch, daß es lebt, daß es bestimmte Verhaltensweisen realisiert und andere nicht. Die Entwicklung von System und Umwelt ist aneinander gekoppelt, beide vollziehen miteinander eine „*Koevolution*" (Bateson 1979, S. 62). Beide sind füreinander Umwelt, verändern sich gegenseitig, und bestimmen füreinander die Überlebensbedingungen. Die *Überlebenseinheit* ist also nicht ein System, sondern die Einheit aus einem lebenden System und seiner Umwelt.

Wenn wir als Beobachter die Veränderung oder Nichtveränderung eines lebenden Systems kausal allein dem System zuschreiben, so abstrahieren wir vom interaktionellen und kommunikativen Kontext. Wir denken uns gewissermaßen die Umwelt weg. Merkmale der System-Umwelt-Beziehung werden einseitig als Merkmale des Systems betrachtet.

Das ist so ähnlich, als würde man die Tatsache, daß eine Kerze unter einer Glasglocke nach kurzer Zeit aufhört zu brennen, einem möglicherweise chronifizierten Mangel an Lebenskraft der Kerze zuschreiben und als Minussymptomatik etikettieren.

Bezogen auf die Frage der Chronifikation im engeren Sinne, heißt dies: Die Einheit, die chronifiziert, ist niemals ein isoliertes System, sondern stets eine Einheit aus System und Umwelt. Anders formuliert: Chronifizierung ist nicht das Merkmal eines Systems, sondern einer Beziehung, eines Interaktionsmusters zwischen System und Umwelt.

CHRONIFIZIERUNGSMUSTER

Wenden wir im Lichte dieser theoretischen Überlegungen noch einmal den Blick auf den zu Beginn erwähnten Sänger und seinen Chronifikationsmodus. Wenn ich mich recht erinnere, war die Reaktion des Publikums beim zweiten Konzert ebenso enthusiastisch wie beim ersten Mal, der Beifall wollte kein Ende nehmen. Mehrfach mußte der umjubelte Star auf die Bühne kommen, um die Nachfrage nach Zugaben zu befriedigen. Zwölf Jahre vorher war es nicht anders. Ein Unterschied war lediglich, daß ich zwölf Jahre vorher einer derjenigen war, welche unbedingt noch eine Zugabe hören wollten, während ich diesmal eher leidend und nur aus ethnologischem Interesse bis zum bitteren Ende blieb. Hätten alle Zuhörer so reagiert wie ich, so wäre es zu keiner Zugabe gekommen. Aber es waren eben nicht mehr dieselben Leute wie damals. Beim ersten Konzert gehörte das Publikum zu einer Altersklasse von Dreißigjährigen, beim zweiten Konzert lag das Durchschnittsalter zwischen 16 und 18.

Wenn wir die Einheit der Chronifizierung betrachten, das heißt in diesem Falle den Sänger und sein Publikum, so konnte er nur so bleiben, wie er war, weil sich sein Publikum verändert hatte. Oder wenn wir es marktwirtschaftlich ausdrücken wollen: Er konnte weiter die alten Produkte verkaufen, weil sich der Markt verändert und er eine neue Konsumentengruppe gefunden hatte.

Dasselbe Chronifizierungsmuster gilt für den therapeutischen Jet-set, und es gilt – natürlich in aller Bescheidenheit – auch für mich, wenn ich immer wieder dieselben Seminare abhalte. Säßen immer dieselben Leute in meinen Seminaren, so würden sie mich wahrscheinlich steinigen, wenn ich immer wieder dieselben Scherze machen würde. Dieses Mit-Steinen-Werfen würde dann auf mich als Störung wirken, und ich würde mir etwas Neues einfallen lassen (… vielleicht).

Ein anderes gutes Beispiel für diesen Chronifizierungsmodus liefert beispielhaft die Schule: Dadurch, daß immer wieder neue Schüler nachgeliefert werden, brauchen weder die Lehrer noch die Schule als Institution zu lernen. Es ist das Modell des Durchlauferhitzers. Er kann nur deshalb so erfolgreich verkalken, weil immer wieder neues Wasser nachfließt.

Es ist in solch einem Fall also weder nötig noch ökonomisch sinnvoll, sich etwas Neues einfallen zu lassen. Warum sollte man ein neues Produkt auf den Markt bringen, wenn sich das alte noch gut verkauft?

Betrachten wir ein zweites Muster von Chronifizierung. Ein altes Ehepaar, sie leben seit 50 Jahren zusammen. Und seit etwa 50

Jahren kommt es nahezu täglich zu Auseinandersetzungen, in deren Verlauf sich beide gegenseitig wüst beschimpfen. Die beunruhigten Nachbarn können diese Tiraden und Abwertungen nicht mehr anhören. Ihnen geht ans Herz, was die beiden sich gegenseitig antun. Sie rufen eine Sozialarbeiterin des Gesundheitsamtes zu Hilfe. Deren wohlmeinende Versuche, eine wachstums- und ressourcenorientierte Paartherapie durchzuführen, scheitert. Auch ihre Idee, beide zu trennen und in unterschiedlichen Altenheimen unterzubringen, scheitert. Bereits eine Woche nach dem Umzug ins Heim wohnen beide wieder zusammen in der alten Wohnung. Und sie streiten sich weiter wie vorher. Und sie fühlen sich offensichtlich ganz wohl dabei … Befragt, warum sie zurück gekommen sind, antworten beide, sie hätten sich gegenseitig vermißt, ihr Leben im Heim sei langweilig, ohne Spannung, inhaltsleer gewesen. Der Streit war offensichtlich Teil eines chronifizierten Spiels, das die beiden voller Leidenschaft spielen, seit sie sich kennen.

Viel einfacher scheint da das dritte Chronifizierungsmuster. Musterbeispiele dafür scheinen mir Kirchen und Sekten zu sein, wenn wir böswillig und selbstkritisch zugleich sein wollen: Auch psychotherapeutische Fachgesellschaften folgen häufig diesem Muster. Ihre Chronifizierungsstrategie möchte ich „funktionellen Autismus" nennen. Sie besteht darin, sich von der Umwelt und ihren eventuellen Veränderungen einfach nicht stören zu lassen. Unabhängig von deren Entwicklung sind sie in der Lage, eine inhaltlich wie immer geartete Orthodoxie zu etablieren und aufrechtzuerhalten, weil sie sich nicht an einer äußeren, sondern an einer inneren Umwelt – ewigen Wahrheiten des Glaubens oder Wissens – orientieren. Diese unabänderlichen Wahrheiten finden sich meist in heiligen Schriften. Da geschriebene Worte sich nicht so schnell wandeln wie das Leben, bilden Texte einen idealen Rahmen um Nichtveränderung zu gewährleisten. Wo geschriebene Texte in Regelungsstrukturen der Interaktion eingebaut sind, wirken sie meist im Sinne des negativen Feedbacks, d. h., sie verhindern Abweichung. Die Erklärung dafür ist einfach. Die Sprache und ihre Struktur suggerieren Dauer. Sie beschreibt Ist-Zustände. Veränderungen in der Zeit lassen sich nur mühsam rekonstruieren. Sie vermittelt das Bild einer sich treu bleibenden, unveränderten Welt.

Wo Texte den Rahmen bilden, an dem sich das Verhalten der Interaktionspartner in einem sozialen System orientiert – seien es heilige Schriften oder Krankenakten –, wird die Bandbreite der Entwicklungsmöglichkeiten durch die Interpretierbarkeit der jeweiligen Texte vorgegeben und begrenzt.

Allerdings ist das Überleben solch glaubensorientierter Systeme daran gebunden, daß es genügend Nachschub an Gläubigen gibt, welche den verkündeten Wahrheiten den nötigen Respekt zollen.

Regeln der Chronifizierung

Wenn wir diese drei Muster der Chronifikation analysieren (es mag noch andere geben), so läßt sich eine Regel, eine Art Grundgesetz der Chronifizierung formulieren. Sie lautet: Es ist immer der Erfolg, der zu Chronifizierung führt. Anders formuliert: Chronifizierung ist Ausdruck einer erfolgreichen Überlebensstrategie (wobei unter evolutionären Gesichtspunkten bereits das schlichte Überleben das Kriterium des Erfolgs darstellt).

Nichts wird zur Routine, was sich nicht bewährt. Lernende Systeme ändern sich nach der Versuch-Irrtum-Methode; oder besser, wie es einer der Gründerväter der Kybernetik, Ross Ashby, formulierte, nach der Methode des „Suchens und Fassens" (Ashby 1956, S. 33). Wenn eine Lösung für ein Problem gefunden ist, d. h. ein Weg, die Störung zu beseitigen, so wird er weiter beschritten. Damit ist aber keinesfalls gesagt, daß dies – aus der Perspektive des außenstehenden Beobachters gesehen – die einzig mögliche Problemlösung oder gar die beste wäre. Es ist einfach eine, die geht, die zu den Bedingungen des Systems und der Umwelt paßt, d. h. mit ihnen vereinbar ist. Und wenn solch eine Überlebensstrategie erst einmal etabliert ist, so hat sie die Tendenz zu chronifizieren, das heißt, sie wird wiederholt angewandt. Taucht ein ähnliches Problem erneut auf, so stört es nicht mehr und es führt zu keiner Krise, da der erprobte Bewältigungsmechanismus abgerufen werden kann.

Das bringt uns zu einer zweiten Regel der Chronifizierung: *Jedes System, das nicht in Krisen gerät, chronifiziert.* Es kann seine Strukturen ungestört bewahren, es kann so bleiben, wie es ist. Und das kann es nur, weil die Umwelt nicht stört.

Die hier vorgestellten Muster der Chronifizierung scheinen auf den ersten Blick sehr unterschiedlich zu sein: Im ersten Falle ändert sich die Umwelt, im zweiten bleibt sie konstant, und im dritten wird sie gar nicht wahrgenommen. Bei näherer Betrachtung erweist es sich aber, daß alle drei Beispiele Spezialfälle desselben Musters darstellen: Die System-Umwelt-Beziehung bleibt – auch wenn es zunächst anders scheint – immer konstant.

Nehmen wir den ersten Fall, den Sänger und die Schule. Hier haben wir es offenbar mit einem Paradox der Chronifizierung zu tun: Nur weil sich die Umwelt des Systems ständig ändert, kann es dasselbe bleiben.

Paradox ist dies allerdings nur, wenn man nicht zwischen der Innen- und Außenperspektive der Beschreibung trennt. Denn was aus der Außenperspektive als Veränderung erscheint, das Nachströmen immer neuer Schüler bzw. das immer jünger und infantiler werdende Publikum des Sängers, erscheint aus der Innenperspektive, d. h. für das System, als Konstanz: Es muß sich zu der scheinbar selben Umwelt in Bezug setzen. Die ABC-Schützen sind in ihrem Analphabetismus immer gleich, die Fans in ihrer Begeisterung auch, unabhängig davon, ob sie nun 16 oder 32 Jahre alt sind. Sie bilden eine Umwelt, die dem System ohne Veränderung das Überleben gewährleistet. Das heißt, die Unterschiede, die für den außenstehenden Beobachter wahrnehmbar sind, bilden für das chronifizierende System Unterschiede, die keine Unterschiede machen. Sie stellen für das System selbst keine Information dar. Das ist auch der Grund, warum ewig jugendlich wirkende Schlagersänger seit 30 oder 40 Jahren über die Dörfer tingeln können (müssen?), um die schmalzigen Liebeslieder einer vergangenen Jugend zu singen: In diesem Fall sind es noch dieselben Zuhörer(innen) wie damals, die gerne in Kauf nehmen, eine Heizdecke kaufen zu müssen, um den Schwarm ihrer Teenagerzeit noch einmal live (d. h. so lange er und sie noch leben) singen zu hören. Hossa!

Nicht die gesamte Umwelt ist für das System und sein Überleben von Bedeutung, sondern nur spezifische Faktoren. Für den Sänger ist nur wichtig, daß genügend Leute in sein Konzert kommen. Ob die Fans alt oder jung, schlau oder blöd, rothaarig oder blond sind, spielt keine Rolle. Um ein Interaktionsmuster am Leben zu erhalten, müssen nicht die Personen konstant bleiben, sondern lediglich ihre Operationen, das Verhalten irgendwelcher Personen, in diesem Fall der Besuch des Konzertes bzw. der Kauf der Eintrittskarte.

Bei den Kirchen, Sekten und psychotherapeutischen Schulen finden wir dasselbe Muster: Auch sie brauchen immer wieder Kunden, die ihre ewigen Wahrheiten kaufen.

So wie ein Spiel oder eine Sprache nur überlebt, wenn es genügend Leute gibt, die dieses Spiel spielen oder diese Sprache sprechen, überleben solche Interaktions- und Kommunikationsmuster nur, solange es genügend Leute gibt, welche die dazu nötigen Verhaltensweisen realisieren. Und nur bei der Beschaffung dieser Interaktionsteilnehmer unterscheiden sich die dargestellten Chronifizierungsmuster.

Die Hersteller von Markenprodukten werben, um neue Kunden zu finden und alte an sich zu binden, Sekten, Kirchen und psychotherapeutische Schulen missionieren, um ihr Überleben zu sichern.

Allein das Chronifizierungsschema des alten Ehepaares scheint hier aus dem Rahmen zu fallen. Daß beide aus ihren unterschiedlichen Heimen zurück in die gemeinsame Wohnung gezogen sind, scheint ein Hinweis darauf zu sein, daß sie sich für ihr Streitverhalten jeweils wieder den passenden Abnehmer gesucht haben. Der ist aber in derartigen Zweierbeziehungen im allgemeinen nicht gleichermaßen austauschbar wie in professionellen oder geschäftlichen Beziehungen. Die beiden spielen ein Spiel miteinander, für das jeweils nur ein ganz bestimmter Mitspieler geeignet und verfügbar ist.

Zusammenfassend kann man feststellen, daß Interaktionsmuster nur dann chronifizieren, wenn jeweils eine ausreichende Zahl von Akteuren die dazu nötigen Verhaltensweisen realisiert. In manchen Fällen gelingt dies nur, wenn die Interaktionsteilnehmer dieselben bleiben, manchmal müssen es aber auch immer wieder neue Mitspieler sein, damit das Muster unverändert bleiben kann.

Eine Typologie von „Problemen": Plus- oder Minussymptomatik

Bislang wurde der Begriff der Chronifikation hier sehr allgemein und metaphorisch verwendet. Lassen Sie uns nun einen Blick auf den engeren Bereich werfen, mit dem wir es normalerweise als Therapeuten zu tun haben: die Chronifizierung von Problemen bzw. Problembeschreibungen.

Auch hier empfiehlt es sich, den Beobachter in den Mittelpunkt zu stellen. Er entscheidet, was er als Problem bewerten will.

Problem ist, was ein Beobachter als Problem beschreibt.
Die Konstruktion eines Problems erfordert mehrere Schritte. Der erste ist, daß ein, oder besser noch, mehrere Beobachter ihre Aufmerksamkeit auf einen bestimmten Phänomenbereich fokussieren, in dem irgendwelche Zustände oder Ereignisse nicht ihren selbstverständlichen Erwartungen entsprechen. Dabei gibt es zwei Richtungen der Abweichungen. Entweder er oder sie registrieren ein Phänomen, das sie normalerweise nicht wahrnehmen, oder aber sie vermissen ein Phänomen, das sie als normal erwarten. Kürzer und weniger kompliziert formuliert: Entweder es ist etwas da, was nicht da sein sollte, oder es ist etwas nicht da, was da sein sollte. Wenn dieses Zuviel oder Zuwenig als wichtig und störend bewertet wird, dann hat es gute Chancen als „Problem" bezeichnet zu werden (Simon 1995).

Lassen Sie mich dieses Prinzip durch einige Beispiele verdeutlichen. Beginnen wir bei van Gogh. Ihm fehlte irgendwann ein Ohr. Ein typisches Beispiel für ein Zuwenig, eine Minussymptomatik im körperlichen Bereich. Etwas, das den üblichen Erwartungen gemäß da sein sollte, ist nicht da: eine Herausforderung für Prothetik und Substitutionsbehandlung.

Als prominentes Gegenbeispiel dazu sei Shiva genannt. Das ist der indische Gott mit den vielen Armen. Nur die Tatsache, daß diese Abweichung sehr praktisch ist und Shiva ein Gott, verhindert, daß seine Vielarmigkeit als Plussymptomatik problematisiert wird und er korrigierenden und normalisierenden Operationen oder irgendeiner anderen Art der Suppressionsbehandlung unterzogen wird. Ja, ganz im Gegenteil, da diese Abweichung – wie jeder Heimwerker bestätigen wird – als nützlich erachtet werden kann, dürfte sie schon bald zum Ziel gentechnologischer Anstrengungen werden.

Im körperlichen Bereich und auf der Ebene des Verhaltens haben wir dasselbe logische Muster der Problembeschreibung: Es geht stets um zu viel oder zu wenig, um Über- oder Unterfunktion, um Hyper- oder Hypoaktivität, Hyper- oder Hypoplasie, um Plus- oder Minussymptomatik.

ERWARTETE ODER UNERWARTETE AKTE UND UNTERLASSUNGEN

Blenden wir den Bereich körperlicher Probleme aus und beschränken wir uns auf den Bereich der Interaktion, so ist die Wurzel einer Problembeschreibung stets, daß entweder ein Verhalten (Akt) gezeigt wird, das nicht erwartet wird, oder aber ein Verhalten nicht gezeigt wird, das erwartet wird (Unterlassung).

Zum Problem kann solch ein gezeigtes oder nicht gezeigtes Verhalten aber nur dann werden, wenn es von irgend jemandem bemerkt wird. Und auffällig sind am ehesten solche Verhaltensweisen, die irgendwen oder -was stören.

Menschliche Verhaltensweisen lassen sich dabei ganz generell in zwei Klassen unterteilen. Es gibt Verhaltensweisen, die auffallen, wenn sie vollzogen werden, und es gibt Verhaltensweisen, die auffallen, wenn sie nicht vollzogen werden. Zur ersten Gruppe gehören herausragende Leistungen im positiven oder negativen Sinn. Ein einzelner Mensch rettet 54 Passagiere aus einem brennenden Flugzeug, Donovan Bailey läuft die 100 m in Weltrekordzeit, der Patient X entwickelt ein außergewöhnliches Wahnsystem, die Patientin Y kauft für ihre Küche 120 m Gardinenstoff und der Patient Z ist in der Lage, mehr Alkohol zu trinken als nach medizinischer Schulmeinung mit dem Leben vereinbar ist. Dies alles sind typische Beispiele einer Plussymptomatik.

Auf der anderen Seite des Spektrums steht das Verhalten, das nur auffällt, wenn es nicht gezeigt wird. Das beste Beispiel dafür liefert die sogenannte „Hausfrauenarbeit" (vgl. Simon et al. 1992). Nur das nicht erledigte Geschirrspülen fällt auf. Nur wenn der Müll über mehrere Tage nicht abtransportiert wird, stinkt er uns. Erst wenn der Strom ausfällt, bemerken wir, daß er normalerweise geliefert wird. Dies alles sind Beispiele für Verhaltensweisen, die dazu dienen, selbstverständliche Infrastrukturen und Lebensvoraussetzungen aufrechtzuerhalten. Werden sie nicht vollzogen, so wird das von denen, die sich auf ihren Vollzug verlassen, im allgemeinen als Problem beschrieben.

Auf der sozialen Ebene unterscheiden sich die Lösungsmuster für diese beiden Typen von Problemen. Im Fall der Plussymptomatik, wo irgend jemand ein als störend erachtetes, aktives Verhalten zeigt, bietet sich die Ausgrenzung als probates Mittel. Wer sich nicht nur nicht an die Spielregeln des sozialen Zusammenlebens hält, sondern sich obendrein auch noch anderen gegenüber als Spielverderber betätigt, wird aus dem Verkehr gezogen. Schüler, die ständig den Unterricht stören, werden in Sonderschulen geschickt, Randalierer werden in Ausnüchterungszellen gesteckt, tobende Patienten in Gummizellen. Durch die Zuweisung zu einer therapeutischen Institution ist für das jeweilige, durch das abweichende Verhalten gestörte soziale System das Problem erst einmal gelöst.

Im Falle der Minussymptomatik reicht es, denjenigen, der bestimmte soziale Funktionen verweigert, durch eine Person zu ersetzen, welche die gewünschten Leistungen erbringt. Im Arbeitsleben geht das relativ unkompliziert: Ein Mitarbeiter, der sich durch seine Antriebs-, Initiativ-, Ideen- oder sonst eine Losigkeit auszeichnet, wird früher oder später seiner Losigkeitssammlung auch die Arbeitslosigkeit hinzufügen. Damit ist für das soziale System, die Firma oder die Organisation, in welcher der Betreffende arbeitete, das ursprüngliche Problem aus der Welt geschafft.

Diese Austauschbarkeit ist im Privatleben nicht gleichermaßen gewährleistet. Dadurch werden Familien durch derartige Unterlassungen erheblich nachhaltiger gestört. Eine liebende Mutter, welche die erwartete liebende Hausarbeit nicht erledigt, kann nicht so ohne weiteres ersetzt werden.

Erklärungen – Die Verkehrung von innen und aussen

Betrachten wir das Individuum als System, so ist auf dieser Systemebene durch Ausgrenzung allein noch nicht viel verändert. Das weitere Schicksal dessen, der nicht erwartete Verhaltensweisen zeigt, oder erwartete Verhaltensweisen nicht zeigt, hängt weitgehend davon ab, wie seine Devianz von seinen Mitmenschen erklärt wird.

Was von außen gesehen als erstes auffällt, ist, daß von den diagnostizierenden Beobachtern meist eine geradezu phantastische grammatikalische Verkehrung ins Gegenteil vorgenommen wird: Wer stört, so lautet die Erklärung, ist gestört. Die Erklärung für das störende Verhalten eines Menschen wird irgendwo in ihm, in einer Störung innerhalb seiner organischen oder psychischen Strukturen gesucht. Was ursprünglich ein soziales Problem war, eine soziale Störung, wird so ein individuelles Problem, eine individuelle Störung oder Behinderung. Das ursprünglich gestörte soziale System wird in seinen Interaktions- und Kommunikationsregeln nicht in Frage gestellt und es kann mit den schon lange erprobten Problemlösemethoden reagieren. Der als „gestört" bezeichnete Störer wird einer Behandlung zugeführt, er ist es, der sich verändern soll oder muß. Das soziale System kann funktionieren wie bisher, die Störung ist beseitigt.

Die Wahrscheinlichkeit der Chronifizierung steigt durch den sprachlichen Taschenspielertrick der Verkehrung von Aktivität in Passivität, durch den aus einem Störer ein Gestörter wird. Sein Verhalten wird dadurch aus dem interaktionellen Kontext gelöst und die Erklärung dafür innerhalb der Grenzen des Individuums statt innerhalb der Grenzen des sozialen Systems, d. h. der Kommunikation, gesucht.

Doch das macht einen riesigen Unterschied. Denn sucht man nach einer Erklärung für individuelles Verhalten innerhalb des sozialen Systems, so wird man sich die Frage stellen, wie gegenseitige Erwartungen und die Kommunikation darüber zur individuellen Verhaltenssteuerung beitragen. Und die Möglichkeit der Therapie ergibt sich dann ebenfalls auf der sozialen Ebene. Sucht man aber innerhalb des Individuums nach den generativen Mechanismen des Verhaltens, so lokalisiert man die Ursache der Störung außerhalb des sozialen Systems. Man braucht dann nicht über eine Änderung sozialer Spielregeln nachzudenken. Wenn aus dem gestörten sozialen System ein gestörtes Individuum wird, so ist klar, wer oder was sich zu ändern hat.

Die Strukturen einer Schulklasse brauchen sich nicht zu verändern, wenn der störende Schüler in die Kinderpsychiatrie geschickt wird, und die Spielregeln eines Betriebes brauchen sich nicht zu ändern, wenn der regelmäßig betrunkene Arbeiter in einer Klinik trockengelegt wird.

FÜRSORGE ALS SUBSTITUTIONSBEHANDLUNG, KONTROLLE ALS SUPPRESSIONSBEHANDLUNG

Beim ersten Kontakt mit einer Behandlungseinrichtung, einer für ihn neuen Umwelt, erfolgt für den Patienten im allgemeinen die Weichenstellung: Entweder die Behandlung hat Erfolg, das heißt, der Störer stört nach seiner Rückkehr nicht mehr, oder aber er gerät auf das Chronifizierungsgleis. Im ersten Fall kann sein abweichendes Verhalten nach dem Modell der akuten Erkrankung erklärt werden, und in diesem Modell gibt es auch Raum für eine unkomplizierte Rückkehr zu Normalität und Gesundheit. Im zweiten Fall läuft er Gefahr, zum Dauerkunden eines gesellschaftlichen Funktionssystems zu werden, das sich auf die Behandlung und Betreuung von Gestörten eingerichtet hat.

An den Erklärungen für die Entstehung einer Störung orientieren sich im allgemeinen auch die Vorstellungen, was therapeutisch oder fürsorgerisch wirksam wird. Wir leben in einer Zeit und einer Gesellschaft, in der vom einzelnen verlangt wird, daß er innengesteuert funktioniert, d. h. daß er sein Verhalten selbst kontrolliert, sich selbst ernährt, versorgt, wäscht und die Zähne putzt. Wenn er in diesem Bereich eine Minussymptomatik zeigt, so wird dies meist mit einem Defizit erklärt: Er hat ein Loch im Ich oder das Ich ist zu schwach oder er hat nicht gelernt, sich selbst zu versorgen. Die logische Konsequenz ist, daß andere diese Funktionen für ihn übernehmen und versuchen, dieses Defizit aufzufüllen. Wer nicht wahrnimmt, wie er sollte, oder verwahrlost, der wird in Gewahrsam genommen. Er wird Objekt der (privaten oder öffentlichen) Fürsorge. Und zeigt er auf der Plusseite einen Kontrollverlust, trinkt er mehr als er verträgt, erlaubt er seiner Phantasie und Imagination den Zutritt zu verbotenen Gefilden, so übernehmen andere (Angehörige oder Institutionen) für ihn – manchmal mit der Hilfe von Medikamenten – ebenfalls die Kontrollfunktion.

Ein Paradox der Chronifizierung – Anpassung durch Nichtanpassung

All diese Maßnahmen sind im Kontext eines Defizitmodells plausibel. Die Umwelt, die Familienmitglieder zum Beispiel oder die Mitarbeiter psychosozialer Institutionen, haben in solch einem Modell logischerweise eine kompensatorische oder edukative Funktion auszuüben.

Dieses Modell hat zwangsläufig eine chronifizierende Wirkung, weil nun derjenige, der das abweichende Verhalten gezeigt hat, kein abweichendes Verhalten mehr zeigt. Er ist versorgt, bekommt genug zu essen und stört nicht die öffentliche Ruhe und Ordnung, weil – im

Rahmen der Arbeitsteilung – andere die nötigen Kontrollfunktionen übernehmen und die normativ vorgegebenen Akte und Unterlassungen garantieren. Das ursprünglich störende Verhalten erweist sich als erfolgreiche Überlebensstrategie. System und Umwelt passen zusammen, sie stören sich gegenseitig nicht.

Das so entstehende Interaktionsmuster oder Spiel, in dem einer die Rolle des Versorgers oder Kontrolleurs, der andere die des Versorgten oder Kontrollierten übernimmt, funktioniert hinreichend gut, so daß größere Krisen vermieden werden können und Entwicklung nicht stattzufinden braucht.

Die auf diese Weise chronifizierenden Interaktionsmuster sind bereits beschrieben worden. In Familien, in denen man sich darauf einstellt, einen chronischen Patienten zu betreuen, werden die Veränderungserwartungen bescheiden. Der Patient sitzt jahrelang zu Hause auf dem Sofa und ißt Kuchen, seine Mutter versucht jeden Morgen auf Neue, ihn aus dem Bett zu jagen und zu motivieren, endlich zum Zahnarzt zu gehen. Und wie bei dem seit fünfzig Jahren streitenden Ehepaar gibt es jahrein, jahraus dieselben Konflikte, wenn auch vielleicht um andere Inhalte: um zu viel gerauchte Zigaretten und zu wenige eingenommene Medikamente. Mutter und Sohn, oder besser: das Muster ihrer Interaktion, das Spiel, das sie gemeinsam spielen, chronifizieren.

In psychosozialen Institutionen findet man nicht diese personelle Konstanz, aber auch hier bleibt das Muster dasselbe, da im allgemeinen die beteiligten Therapeuten nach dem Durchlauferhitzermodell ausgetauscht werden. Alle Jahre wieder kommt ein neuer dynamischer junger Arzt, eine neue einfühlsame Psychologin, ein neuer engagierter Sozialarbeiter, die versuchen, den chronischen Patienten aus der Chronizität zu befreien. Er oder sie investiert eine Unmenge an Energie, Zeit und Mitgefühl, doch der Versuch, etwas zu ändern, sorgt (oft) nur dafür, daß alles so bleibt, wie es ist.

Und auch das glaubensorientierte Muster der Sekten und Kirchen findet sich. Diagnosen, niedergeschrieben und verewigt in Akten, haben für das psychosoziale System und seine Kunden eine analoge, Abweichung verhindernde Wirkung wie heilige Schriften für Sekten und Kirchen.

Schriftliche Etikettierungen wirken wegen der langen Haltbarkeit geschriebener Texte immer chronifizierend. Das gilt für das Etikett „gestört" wegen seiner Implikationen in besonderem Maße.

Sie suggerieren von vornherein eine längerfristige Dauer. Während „abweichendes Verhalten" nur gelegentlich gezeigt wird, verweist „Störung" auf einen anhaltenden Zustand, einen Defekt, einen dauernden Mangel. Insofern ist das Etikett gestört durch seine verdinglichenden Implikationen bedeutungsmäßig per se mit dem Etikett chronisch assoziiert.

Wer gestört ist, der stört nicht nur einfach mal, sondern er wird eigentlich immer als potentieller Störer betrachtet. Was immer er tut, es wird im Kontext seiner vermeintlichen Störung interpretiert. Eine Diagnose, die zwangsläufig als selbsterfüllende Prophezeiung wirkt.

Wer erst einmal als gestört etikettiert worden ist, der kann sich so angepaßt verhalten, wie er will, er wird sich nur mit Mühe von seinem Etikett befreien können.

Es wird erwartet, daß er sich anders als die anderen verhält, daß er irgendwann und irgendwo in der Zukunft Verhaltensweisen zeigen wird, die andere nicht zeigen, oder Verhaltensweisen nicht zeigen wird, die andere zeigen. Und da die Zukunft offen ist, läßt sich diese Hypothese nicht falsifizieren. Was die Suggestion, die Störung dauere ewig, noch verstärkt, ist die Tatsache, daß es für Nichtgestörtheit kein definierendes Merkmal gibt. Man hat als Nichtgestörter keine blauen Punkte im Gesicht, man kann es niemandem ansehen, daß er nicht gestört ist (einer der Gründe, warum es sich empfiehlt, in psychiatrischen Kliniken einen weißen Kittel oder ein Schlüsselbund zu tragen). Es gibt daher auch keinen eindeutigen und vorgezeichneten Weg zurück in die Normalität.

ENT-CHRONIFIZIERUNG

Will man die Chronifizierung eines Menschen zu beenden helfen, so kommt man nicht umhin, auf der Ebene des sozialen Systems zu intervenieren. Man muß das spezifische chronifzierende Muster in der konkreten Familie oder Institution analysieren. Nur dann kann man die Mechanismen, die es erhalten, stören. Da solche Systeme Kommunikationssysteme sind, bietet sich dazu u. a. die Methode an, die auch anderen Orthodoxien den Garaus macht: Man muß die Macht der Worte brechen, die Kommunikation über Chronizität verändern, die stillschweigenden Vorannahmen, Erklärungen und Bewertungen in Frage stellen. Nur wer der Suggestion der Begriffe gestört und chronisch widersteht, kann aus dem alle Entwicklung blockierenden Teufelskreis sprachlicher Versteinerung aussteigen und Neues erproben.

Allerdings sollte dabei nie vergessen werden, daß Chronifizierung das Ergebnis einer erfolgreichen Überlebensstrategie, die Kreation einer ökologischen Nische ist. Die Chronifizierung zu stören heißt, Krisen zu riskieren. Und „Krise" bedeutet Chance und Gefahr – für Therapeut wie Patient.

6. Linearität und Puritanismus –
Über die Verwirrung des Kausalitätsbegriffs

LINEARITÄT UND LINEALITÄT

Die Sprache mit ihren Interpunktionen bestimmt weitgehend unser Denken und die Verwirrungen ihrer Begriffe führen nahezu zwangsläufig zur Verwirrung unseres Denken (und in der Folge zu wirrem Handeln). Der Kausalitätsbegriff ist ein Musterbeispiel von besonderem Rang, da sich an ihm nicht nur die Geister, sondern auch therapeutische und andere politische und ökonomische Schulen scheiden.

Die Einsicht in die „Zirkularität" bestimmter Interaktionsprozesse mit ihren auf sich selbst zurückverweisenden Ursache-Wirkungs-Sequenzen ist inzwischen Allgemeingut systemischen Denkens geworden. Verworren ist hingegen die Verwendung des begrifflichen Gegenstücks zur Zirkularität – bzw. dessen, was man dafür hält: der sogenannten „linearen Kausalität".

Im allgemeinen ist damit meist eine geradlinige Ursache-Wirkungs-Beziehung ohne Rückkopplung gemeint. Gregory Bateson weist jedoch darauf hin, daß aus mathematischer Sicht „Linearität" die „Beziehung zwischen Variablen dergestalt beschreibt, daß sich eine gerade Linie ergeben wird, wenn sie auf rechtwinkligen kartesischen Koordinaten zusammen eingetragen werden" (1979, S. 274). Die Skizze auf der nächsten Seite mag dies anschaulich machen.

Jedem x ist ein y zugeordnet und die Beziehung der beiden ist konstant; Veränderungen erfolgen kontinuierlich; der Faktor Zeit ist nicht direkt erfaßt.

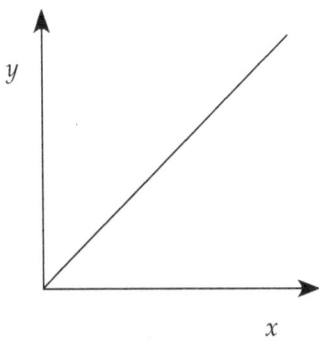

Geradlinigkeit („Linealität") hingegen „beschreibt eine Relation zwischen einer Reihe von Ursachen oder Argumenten, bei der die Sequenz nicht zum Ausgangspunkt zurückführt. Das Gegenteil von linear ist nonlinear. Das Gegenteil von *geradlinig* ist *rückläufig*" (Bateson 1979, S. 274).

Vermischt man diese beiden Begriffe, so übersieht man, daß die Klasse aller geradlinigen Beziehungen (wie sie z.B. zwischen therapeutischen, beraterischen oder politischen Interventionen und den Reaktionen von Individuen, Familien, Organisationen etc. bestehen können) noch einmal aufgeteilt werden kann in die Subklasse der linearen und nonlinearen Beziehungen (im genannten mathematischen Sinne).

Betrachtet man Variablen wie „aufgewendete Zeit", „Aktivität" oder „Mühsal", „Häufigkeit der Sitzungen" oder ähnliches, so zeigt sich, welche pragmatischen Unterschiede sich für Therapie, Beratung oder andere auf Veränderung gerichtete Interventionen wie auch das Selbstverständnis der jeweiligen *Change Agents* ergeben, je nachdem, ob stillschweigend von linearen Prämissen des Veränderungsprozesses ausgegangen wird oder nicht. Im Klartext heißt das nämlich, daß sich einmal z.B. der Erfolg der Therapie *quantitativ* verändert, wenn sich Variablen im Therapeutenverhalten *quantitativ* verändern, das andere Mal hingegen ist diese Relation nicht festgeschrieben, nicht starr und unveränderlich. Aus linearen Prämissen leiten sich nahezu zwangsläufig Lösungsstrategien nach dem „Mehr-desselben"-Muster ab (Watzlawick et al. 1974). *Qualitative* und strukturelle Änderungen eines Systems erfolgen jedoch häufig nonlinear und diskontinuierlich. (Die in den letzten Jahren so populär gewordene Chaos- und Komplexitätstheorie beschäftigt sich u.a.

mit der Eigenart nonlinearer Systeme, daß „kleine „Ursachen" große „Wirkungen" haben können).

Unterscheidet man nicht zwischen lineal (geradlinig) und linear, so vermischt man logische Typen (Whitehead u. Russell 1910-1913). Wer immer zielgerichtet handelt, muß seinem Handeln ein letztlich geradliniges (= höherer logischer Typ) Ursache-Wirkungs-Schema zugrunde legen, ohne daß damit von vornherein entschieden ist, ob die Beziehungen zwischen Ursache und Wirkungen nun linear oder nonlinear sind (= untergeordneter logischer Typus). Er muß so tun, als ob zwischen seinen Aktionen und den Wirkungen eine Beziehung besteht, wie sie gemeinhin zwischen Ursache und Wirkung angenommen wird.

„Lineare Moral"

Eine der systemischen Interventionsstrategien besteht darin, stabile und sich selbst aufrechterhaltende zirkuläre Prozesse zu durchbrechen, damit das zu therapierende System (Individuum, Familie oder Organisation) sich in der Gestaltung seiner Prozesse verändert und nicht mehr zum Ausgangspunkt zurückkehrt. Lösen wir uns nicht von der unbewußten Gleichsetzung von linear und lineal, so koppeln wir zwangsläufig das Erreichen eines Ziels an die Größe des geleisteten Aufwands. Die Moral, die dieser linearen Epistemologie entspricht, ist puritanisch.

Jedermann muß dann sein Bestes geben und das Beste ist nicht an der Qualität, sondern der Quantität des Gegebenen abzulesen. Daß derjenige, der mit wenig Aufwand viel bewirkt (wie etwa systemisch oder strategisch arbeitende Therapeuten), an den Maßstäben einer derartigen *„linearen Moral"* gemessen anrüchig oder gar unmoralisch sein muß, ergibt sich scheinbar logisch. Das gelegentlich noch zu beobachtende Mißtrauen gegenüber systemischen Interventionsstrategien hat seinen Hintergrund daher wohl nicht primär in einer anderen ethischen Grundorientierung, sondern in einer Vermischung der logischen Typen.

Der Puritanismus, der die Helferszene weitgehend bestimmt (Schmidtbauer 1977), weist aber noch eine andere epistemologische Merkwürdigkeit auf: die Vorstellung, daß Therapie ohne Manipulation bzw. daß Manipulation überhaupt möglich wäre. Auch dies ist wieder eine Frage des Kausalitätsverständnisses. Therapie ist Interaktion, d.h. gegenseitige Störung. Eine Manipulation des Klientensystems im Sinne der klar berechenbaren Input-Output-Relation ist nicht möglich. Es gibt – um es mit den Worten Humberto Maturanas (1982) zu sagen – keine „instruktive Interaktion". Wenn Interaktion aber nur Störung autonomer Systeme ist, dann ist auch die sogenannte „Manipulation" nur eine Störung. Patienten manipulieren den Therapeuten ebenso wie der Therapeut sie manipuliert. Da jede Veränderung Kommunikationsprozesse, d.h. gegenseitige Störungen, voraussetzt, kann das Axiom, daß man nicht *nicht* kommunizieren kann (Watzlawick et al. 1967) auch auf den Manipulationsbegriff übertragen werden. Man kann nicht *nicht* manipulieren.

Wann immer ein Therapeut oder Berater etwas bewirkt – wenn er denn überhaupt etwas bewirkt – so ist er im Hinblick auf diese Wirkung gegenüber dem Klientensystem in einer geradlinigen (linealen) Beziehung. Man könnte auch sagen, daß er in einer Machtbeziehung ist und über die Fähigkeit zur Manipulation verfügt. Die einzige Möglichkeit in dieser Hinsicht, als derjenige, der in ein Klientensystem interveniert, seine Unschuld zu bewahren, besteht darin, den manipulativen Aspekt dieser Art von Beziehung zu verleugnen. Denn der bloße Versuch, nicht zu manipulieren, hat auch manipulative Wirkungen (Simon 1980).

Das Paradox in der Auseinandersetzung zwischen systemischen und psychoanalytischen Therapeuten besteht wohl darin, daß gerade diejenigen, deren Ziel es ist, das Unbewußte bewußtzumachen, unbewußt machen, was die anderen bewußt machen.

7. Sich einmischen oder sich raushalten – Zur Verantwortung des Familientherapeuten

PERSÖNLICHE VORBEMERKUNG

Als ich die Einladung erhielt, aus Anlaß des zehnjährigen Jubiläums der Wiener *Lehranstalt für Familientherapie* einen Vortrag zu halten, fühlte ich mich sehr geehrt. Ich hatte allerdings meine leisen Zweifel, ob ich solch eine Ehre wirklich verdiente. Diese Zweifel wurden lauter, als ich das endgültige Programm und den Titel meines Vortrags zu Gesicht bekam: „Auftrag und Aufgabe systemischer FamilientherapeutInnen (mit großem „I" in der Mitte) in einer sich wandelnden Gesellschaft".

Schlagartig wurde mir klar, daß ich nicht einfach eingeladen war, sondern daß ich einen Auftrag erhalten hatte. Ja, mehr noch: daß mir eine Aufgabe gegeben war. Es dauerte dann nur noch kurze Zeit, bis ich eine schwere Last auf meinen Schultern spürte: die Sorge, Erwartungen zu enttäuschen, nicht zu genügen oder etwas falsch zu machen. Es war ein Gefühl, wie es mir aus meiner Kindheit nur zu vertraut war. Zweifellos handelte es sich hier um eine spontane zeitliche Regression, die mich in die Gesellschaft einiger gestrenger Autoritäten zurückversetzte: meiner sehr katholischen Großmutter und eines sehr weltlichen Deutschlehrers.

Meine Großmutter arbeitete in meiner Herkunftsfamilie hauptberuflich als Über-Ich – nebenbei versorgte sie den Haushalt. Sie hatte es sich zur Aufgabe gemacht, die Welt zu verbessern – und bei mir fing sie an. Sie wollte selbstverständlich nur mein Bestes. Eine ihrer wichtigsten Erziehungsstrategien war es, mich wegen meiner Verfehlungen zur Rede zu stellen. Damals begriff ich, daß „Verantwortung" ein soziales Phänomen ist – das Resultat einer speziellen Form der Kommunikation. Einer fragt: „Was hast du dir eigentlich dabei gedacht, dies oder jenes zu tun ...?" oder auch: „Wie konntest du nur ...?!", (wobei nicht klar ist, ob dieser Satz mehr mit dem Frage- oder dem Ausrufezeichen endet). Der zweite an dieser Form der Kommunikation Beteiligte bemüht sich um eine einigermaßen plausible Antwort. Er hat sich zu verantworten, er muß – will er Strafe vermeiden – sein Handeln, manchmal auch sein Fühlen und Denken rechtfertigen.

Bei diesem Kommunikationsmuster hat einer der Beteiligten die Definitionsmacht über gut und böse. Er ist die Autorität, die über den moralischen oder ethischen Wert der Handlungen des anderen zu entscheiden hat. Wenn seine Urteile nicht willkürlich und beliebig sind, so folgen sie einer impliziten Logik. Sie orientieren sich an bestimmten Werten. Aus diesen Werten wiederum lassen sich Gebote und Verbote ableiten, oder – um auf das mir gestellte Thema zu kommen: Es ergeben sich – mehr oder weniger selbstverständlich – Aufträge und Aufgaben. Macht man sich schließlich die Werte zu eigen, welche in der von mir skizzierten Kommunikationsform stillschweigend vermittelt werden, so braucht man keine moralistische Oma mehr. Man ist autonom, innengesteuert und eigenverantwortlich. Man stellt sich selbstkritisch in Frage, schläft nachts schlecht und überlegt, ob man auch wirklich seinen – nunmehr eigenen – Maßstäben gerecht geworden ist.

Ein ähnliches Kommunikationsmuster erlebte ich in der Beziehung zu dem erwähnten unsäglichen Deutschlehrer. Er nötigte meine Klassenkameraden und mich, Besinnungsaufsätze zu schreiben. Er wollte – wie er behauptete – verhindern, daß wir besinnungslos vor uns hinleben. Dazu stellte er uns immer wieder vor die Aufgabe, uns den Kopf über Themen zu zerbrechen, die ihm – aus uns meist nicht durchschaubaren Gründen – wichtig erschienen.

Was beide – Großmutter und Deutschlehrer – verband, war die Forderung der Rechtfertigung. Sie erhoben Kritik und Selbstkritik zur Norm – wenn sie sich auch selbst nicht immer an diese Norm hielten. Beide waren über gut oder schlecht richtende Autoritäten. Und beide vermittelten eine Weltsicht, nach der das Leben schwer ist und zu sein hat und daß sich verdächtig macht, wer es zu leicht nimmt. Was beide unterschied, war die Fokussierung ihrer Aufmerksamkeit und ihr Wertsystem: Die Großmutter bewertete ethisch-moralische, der Herr Oberstudienrat rationale Qualitäten (so behauptete er zumindest).

Kommunikations- und systemtheoretisch betrachtet handelte es sich in beiden Fällen um Abweichung verhindernde Regelungssysteme. Der Fokus der Aufmerksamkeit war auf das gerichtet, was nicht o. k. war, und die Kommunikation war, wie es so schön heißt, pathologiezentriert. Das Beziehungs- und Erziehungsangebot folgte der Regel: Ich bin o. k., und du mußt dich erst noch sehr anstrengen, und dann schauen wir noch mal ganz genau hin ...

Ich weiß nicht, inwieweit ein solcher persönlicher Hintergrund charakteristisch dafür ist, wie Therapeuten im allgemeinen oder Familientherapeuten im speziellen zu ihren persönlichen Werten und selbstgesetzten Aufgaben kommen. Ich will daher meine eigenen Erfahrungen auch nicht verallgemeinern. Und eigentlich gehen die ja auch niemanden etwas an. Ich habe meine spontane Reaktion auf das Thema, die Frage nach Auftrag und Aufgabe von Familientherapeuten in der Gesellschaft, auch nur deshalb so weit ausgebreitet, weil ich denke, daß sie das Thema illustrieren und seine Relevanz bestätigen.

Mein erster Impuls war nämlich, den Vortrag abzusagen. Das wollte ich mir wirklich nicht antun, über solch schwerwiegende Fragen länger nachdenken zu müssen. Die Versuchung, mich bescheiden in den Raum meines privaten therapeutischen Praktizierens zurückzuziehen, statt politisch ambitiöse Grundsatzreferate zu halten, war sehr groß. Ich fühlte mich gefordert, eine Art Besinnungsaufsatz zu verfassen, um Antworten auf Fragen zu geben, die ich mir lieber nicht stellen sollte, wenn ich ein unkompliziertes Leben führen wollte. Auf der anderen Seite wurde mir aber – systemisch, wie ich denke, daß ich denke – klar, daß der Rückzug in die heile Welt der unpolitischen Privatheit auch keine Lösung ist, da man letztlich nicht nur die Verantwortung für das trägt, was man tut, sondern auch für das, was man unterläßt.

Widerstrebend entschloß ich mich also, mich dem Thema anzunähern. Dabei erlebte ich es gleich zu Beginn als Handicap, daß mir mit der Erörterung dieses Themas irgendwie die Forderung verbunden scheint, im doppelten Sinne gut zu sein: moralisch und rational.

Die Gefahr, dabei zu scheitern, ist groß, weil moralische Erwägungen nur zu leicht das rationale Denken behindern und, umgekehrt, vermeintlich rationale Argumente den Blick auf Wertfragen verstellen.

Um mich ein wenig vor der Gefahr der Vermischung der Ebenen zu schützen, werde ich mich bemühen, beide getrennt zu betrachten: den Bereich der Werte und den Rationalität, welche die Arbeit von Familientherapeuten leiten (natürlich auch die von Familientherapeutinnen – ich bitte um Verzeihung, wenn ich – möglicherweise ist dies ja schon die ganze Zeit meine moralische Verfehlung – davon Abstand genommen habe, das große I in diesem Buch zu verwenden, und bei der meinem Sprachgefühl mehr entsprechenden männlichen Form geblieben bin).

FAMILIENTHERAPIE ALS GRENZVERLETZUNG

Lassen Sie uns, dem vorgegebenen Thema gemäß, Aufgabe und Auftrag des Familientherapeuten getrennt betrachten. Unter Aufgabe will ich dabei die aus den persönlichen Werten des Therapeuten abgeleiteten Ziele verstanden wissen, unter Auftrag die Leistungen, die von ihm gemäß der Logik einer arbeitsteiligen Gesellschaft gefordert werden und für die er bezahlt wird.

Beginnen wir bei dem, was Familientherapeuten – seien es nun systemische oder andere – alltäglich tun.

Lassen Sie uns dazu ein Gedankenexperiment machen: Stellen Sie sich vor, Sie kämen aus einem fernen Land, einer anderen Kultur, einem fremden Gesellschaftssystem. Sie wären z.B. ein ethnologisch interessierter Samoaner, der auf seiner Reise durch die europäisch-amerikanische Kultur den Papalagi studiert.

Sie hätten sich gerade von dem Schock erholt, daß man hier neben den Wohnungstüren kunstvolle Nachbildungen von Brustwarzen findet, deren Drücken in der Wohnung den Klang von Big Ben ertönen läßt, und würden nunmehr mit dem Phänomen der Familientherapie konfrontiert.

Was Sie direkt beobachten könnten, wäre ein Zusammentreffen von mehreren Personen. Im Gegensatz zu ähnlichen, von der teilnehmenden Personenzahl her, vergleichbaren Treffen – wie etwa Kaffeekränzchen und Stammtischen – wird im allgemeinen weder Kuchen gegessen noch Bier getrunken. Auch die Tatsache, daß die Teilnehmer nicht nur unterschiedlichen Geschlechts sind, sondern auch mehreren Altersstufen angehören, scheint ein Unterschied zu sein, der einen Unterschied macht.

Wenn Sie schließlich erfahren, daß die meisten Teilnehmer miteinander verwandt sind, so denken Sie natürlich sofort an ein Familienfest. Weihnachten, zum Beispiel. Dagegen spricht, daß auch noch Familienfremde – der oder die sogenannten Therapeuten – dabei sind. Da selbst ein ganz grüner Therapeut nur wenig Ähnlichkeit mit einem Weihnachtsbaum hat und Weihnachtsfeiern im allgemeinen seltener als Therapiesitzungen veranstaltet werden, verwerfen Sie die Familienfest-Hypothese fürs erste.

Eine weitere Ähnlichkeit finden Sie dann eventuell bei ärztlichen Hausbesuchen: Ein Familienmitglied ist krank, alle versammeln sich mit besorgter Mine um das Bett des Patienten und warten, was der Doktor sagt. Auch die Hausbesuche von Pfarrern und Seelsorgern bei ihren Gemeindemitgliedern haben eine gewisse Ähnlichkeit, obwohl dabei meist schon wieder Kuchen gegessen wird. Auch spricht der örtliche Kontext gegen die Analogie zum Hausbesuch, da solche therapeutischen Treffen meist in irgendeinem institutionellen Rahmen stattfinden: einer Beratungsstelle, einer Klinik, einer Praxis, einem Institut oder etwas Ähnlichem.

Was sie aber am meisten verwirrt, ist, daß es sich bei der Familientherapie um ein Phänomen handelt, bei dem die üblichen Grenzziehungen zwischen öffentlich und privat, die in diesem Gesellschaftssystem gelten, durchlöchert werden. Normalerweise findet Familienleben hier ja hinter dicken Mauern und verschlossenen Türen statt. Wer Einblick nehmen will, muß an der Wand lauschen oder besagte Brustwarzenimitation bedienen, ehe ihm die Tür und damit der Zugang zum Familienleben gewährt wird. In der Familientherapie wird – das scheint mir das Besondere – Öffentlichkeit von Familienleben hergestellt, oder anders gesagt: Die Öffentlichkeit mischt sich ins Familienleben ein.

Die Familie oder Paarbeziehung ist im gegenwärtigen westlichen Gesellschaftssystem ein Binnenraum, dessen Spielregeln sich radikal vom öffentlichen Raum unterscheiden. Es findet Kommunikation über Gefühle statt, der einzelne erfährt sich in der Beziehung zu den ihm emotional nahestehenden Personen als nicht austauschbar, er öffnet sich oder hat zumindest die Chance dazu, interpersonelle Grenzen sind durchlässig oder durchsichtig. Man fühlt sich ein und läßt Einfühlung zu, die gegenseitige Identifikation liegt nahe. Man teilt oft denselben Namen, und was gleich heißt, scheint auch gleich zu sein. Was der eine öffentlich tut, wird dem anderen zugerechnet. Und meistens bildet man auch noch eine ökonomische Überlebenseinheit. All dies mag für verschiedene Familien in unterschiedlichem Maße gelten, es kann aber wohl generell gesagt werden, daß die größere Intimität, Nichtaustauschbarkeit und Verbindlichkeit ein wesentlicher Unterschied zu den Beziehungsformen darstellt, welche die Rollenschemata des außerfamiliären, speziell des Arbeitslebens, heutzutage zur Verfügung stellen.

In der westlichen Gesellschaft muß eigentlich jeder Mensch die Spielregeln zweier unterschiedlicher Spielfelder beherrschen: der privaten, familiären, gefühlsgesteuerten Kommunikation und der öffentlichen, außerfamiliären Kommunikation. Sie wird gemäß einer gesellschaftlichen, z. B. ökonomischen Rationalität gesteuert.

Wer beide Kontexte nicht auseinanderhalten kann, benimmt sich unangemessen. Wer in offiziell nur von sogenannten Sachargumenten geleiteten Arbeitszusammenhängen zu viel Gefühl zeigt oder mit Gefühlen argumentiert, löst Peinlichkeit aus. Im Extremfall läuft er Gefahr, für verrückt erklärt zu werden. Eine Gefahr, der Frauen in besonderem Maße ausgesetzt zu sein scheinen. Schließlich werden sie immer noch weitgehend zu Experten für gefühlsgesteuerte Kommunikation ausgebildet. Und wer im privaten, familiären Bereich zu wenig Gefühl zeigt und es nicht als Grundlage für seine Entscheidungen wählt, wird sich zumindest die Etikettierung, er sei schizoid wie ein Eckhaus, verdienen, wenn ihm nicht sogar noch größere psychische Defekte attestiert werden. Daß diese Gefahr für Männer größer ist, brauche ich wohl nicht extra zu betonen. Es ist einfach die Kehrseite der Arbeitsteilung der Geschlechterrollen.

Üblicherweise wissen nur die Familienmitglieder, was in ihrer Familie geschieht. Es gilt die alte Wiener Operetten-Regel: Wie's da drinnen aussieht, geht niemand was an.

Die Familientherapie ist insofern etwas ganz Ungeheuerliches. Sie verstößt gegen die selbstverständlichen zeitgenössischen Grundregeln des Anstands. Sie verletzt mehrfach Grenzen: zum ersten dringt sie in den Intimraum der Familie ein. Das mag der Grund sein, warum manche therapeutischen Kollegen solch ein unbehagliches Gefühl haben, wenn sie Räume mit Einwegscheiben und Videokameras sehen. Die geheiligte Außengrenze der Familie wird aufgebrochen. Fremde werden mit familiären Konflikten konfrontiert, die Wände werden durchschaubar gemacht. Ungewöhnlicher Einblick eröffnet sich, familiäre Geheimnisse sind nicht mehr sicher, die Innen-Außen-Spaltung ist aufgehoben.

Als samoanischer Ethnologe würden sie sich an zu Hause erinnert fühlen: Bei den meisten Häusern in Samoa gibt es keine Wände. Alles Familienleben findet öffentlich statt und jeder weiß, was seine Nachbarn tun und lassen. Europäische und amerikanische Ethnologen streiten sich darüber, ob dies ein höheres Maß an sozialer Kontrolle oder gegenseitiger Hilfe zur Folge hat.

So symbolisiert die Einwegscheibe, das Herausbrechen der Wand, die Öffnung der familiären Kommunikation und Interaktion für den beobachtenden Blick von außen. Und sie steht für die Frage nach der möglicherweise ambivalenten Wirkung von Familientherapie: Hat sie mehr eine helfende oder eine kontrollierende Funktion?

Opfer oder Täter – Hilfe oder Kontrolle

Lassen Sie uns hier den Quatsch mit dem Südseeethnologen beenden. Worum es dabei ging, dürfte deutlich sein: Wir sollten nüchtern, selbstkritisch und – soweit möglich – ohne uns etwas in die Tasche zu lügen, den Familientherapeuten und seine unterschiedlichen Funktionen innerhalb der Gesellschaft und für die Familien aus der distanzierten und neutralen Außenperspektive betrachten.

Dabei erscheint es – wie meist bei systemischen Fragestellungen – günstig, einer Systematik von Innen-Außen-Unterscheidungen zu folgen: Welches sind die familieninternen und familienexternen Wirkungen von Familientherapie?

Historisch betrachtet hat die Familientherapie eigentlich zwei Wurzeln. Zum einen die Sozialarbeit, die schon zu Beginn dieses Jahrhunderts ihr Augenmerk wohl oder übel auf die Familie richten mußte. Pragmatische Hilfe tat not. Wenn Eltern verelendeten, so betraf es immer die ganze Familie. Und deswegen lag es nahe, die Fürsorge der ganzen Familie angedeihen zu lassen.

Der normale Bürger konnte für sich selbst sorgen, er brauchte keine Hilfe. Sozialarbeiter traten in Aktion, wenn diese Norm verletzt wurde. Die Ursachen für diese Hilfsbedürftigkeit wurden nicht so sehr in familiendynamischen Zusammenhängen gesehen, sondern –

dem Zeitgeist entsprechend – entweder in individuellen Defiziten oder aber den gesellschaftlichen Verhältnissen.

Bezogen auf das System Familie, hatte diese Form der Familienarbeit eine kompensatorische Funktion. Sie übernahm Aufgaben, welche mit den familiären Ressourcen – seien es finanziellen oder psychischen – nicht zu erfüllen waren. Es war eine Art Krücken- oder Stützfunktion.

Bezogen auf das System Gesellschaft, war die Mitmenschlichkeit entprivatisiert und veröffentlicht worden. Während sich der Nächstenliebe über Jahrhunderte vor allem Amateure widmeten, wurde sie nun professionalisiert. Dies entspricht der Logik einer arbeitsteiligen, sich funktionell differenzierenden Gesellschaft. Es entwickelten sich Kümmerinstitutionen: Ihre Mitarbeiter hatten den Auftrag und die Aufgabe, sich um die Wohlfahrt des Nächsten und seiner Familie zu kümmern (auch wenn sie manchmal selbst nur dahinkümmerten). Die zugrundeliegenden Werte waren entweder sozialistische Solidarität oder christliche Nächstenliebe. Diese Traditionen leben auch heute noch in vielen karitativen Einrichtungen fort, die sich mit Familientherapie beschäftigen.

Aber trotz der vielfältigen Erfahrungen, welche die Sozialarbeit schon früh im Umgang mit Familien sammeln konnte, wird sie im allgemeinen nicht als Vorläufer der Familientherapie betrachtet. Der Grund dafür dürfte darin liegen, daß sie keine spezielle, familienzentrierte Theorie oder Methode entwickelte. Sie war für die Linderung des gemeinen Elends zuständig, nicht für die Behandlung von Kranken.

So wurde ein zweiter Bereich zur offiziellen Geburtsstätte der Familientherapie: die Psychiatrie, oder besser gesagt, die „Müllkippen der Psychiatrie". Dort landet im allgemeinen, wer über längere Zeit durch sein Denken, Fühlen und Handeln die gesellschaftlichen Spielregeln in einer Weise verletzt, daß andere ihn nicht mehr verstehen können. Er verhält sich in einer für seine Mitmenschen nicht berechenbaren Weise und löst damit Angst aus. Ihm wird mißtraut, man weiß nicht, woran man mit ihm ist. Er verläßt die Kommunikationsgemeinschaft und wird schließlich exkommuniziert.

Für die Gesellschaft liegt das Problem der Verrücktheit vor allem darin, daß ihre Komplexitätsreduktionsmechanismen bedroht werden. Unsere gesellschaftlichen Spielregeln beruhen darauf, daß wir darauf vertrauen können, daß unsere Mitmenschen sich an bestimmte Spielregeln halten. Die prinzipielle Nichtberechenbarkeit, die Unmöglichkeit zu vertrauen, ist es, was die Komplexität des Lebens in den letzten Jahren in Sarajevo und anderen Bürgerkriegsgegenden von dem in Wien oder Heidelberg unterschied. Und das ist es auch, was den New-York-Touristen davon abhält, Ausflüge in die Süd-Bronx zu unternehmen. Wo dieses Vertrauen in die Einhaltung solch sozialer Spielregeln nicht gegeben ist, wird das soziale Leben unheimlich kompliziert (Luhmann 1973). Die Idee der gegenseitigen Berechenbarkeit – Erwartungssicherheit – ist, zumindest innerhalb gewisser Bandbreiten, eine der Voraussetzungen eines friedlichen Zusammenlebens.

Wo diese Berechenbarkeit nicht gegeben erscheint, wie im Falle der Verrückten, ist Ausgrenzung eine logische gesellschaftliche Problemlösung. Dementsprechend ist eine der wesentlichen gesamtgesellschaftlichen Funktionen psychiatrischer Einrichtungen, gleich welcher therapeutischen Ausrichtung, die Wiederherstellung von Berechenbarkeit, d. h. die Reduktion von Komplexität. Entweder es gelingt, mit Hilfe therapeutischer Methoden und Interventionen die Einhaltung von Spielregeln zu gewährleisten, oder aber der Störer wird aus dem Verkehr gezogen. Hier liegt auch der Grund dafür, daß sich in der Öffentlichkeit eigentlich niemand dafür interessiert, was innerhalb psychiatrischer Einrichtungen geschieht, solange die Patienten nicht zum öffentlichen Ärgernis werden.

Wer sich um psychiatrische Patienten kümmert, übernimmt also immer, ob er das will oder nicht, ob er das merkt oder nicht, ob als Einzel- oder Familientherapeut, den gesellschaftlichen Auftrag, zur Einhaltung von Spielregeln, zur Herstellung von Ruhe und Ordnung beizutragen.

Was den Polizisten vom Therapeuten in dieser Hinsicht unterscheidet, ist die Art von Regelverletzungen und -verletzern, mit denen sie es zu tun haben – vielleicht aber auch nur die Erklärung, die beide Berufsgruppen jeweils für die Nichtbefolgung von Regeln geben. Beim Kriminellen hat man es mit jemandem zu tun, der schuldfähig ist, die Regeln kennt und – aus einfühlbaren, egoistischen Gründen – gegen sie verstößt. Strafe, Umerziehung und disziplinarische Maßnahmen sind die Form der Behandlung, die man ihm angedeihen läßt. Beim Verrückten kann man nicht so sicher sein, ob er schuldfähig ist, die Motive für sein Verhalten sind nicht verstehbar. Es ist nicht er, der als eigenverantwortliches Individuum sein Verhalten steuert, sondern die Krankheit. Deswegen muß er therapiert werden.

Sucht man nach den Ursachen für die Entstehung psychischer Krankheiten, so bieten sich dem schlichten, geradlinig-kausalen gesunden Menschenverstand üblicherweise zwei Hypothesen an: Die erste sieht in der Biologie die Ursache. Es ist die Umkehrung der alten lateinischen Schulweisheit „mens sana in corpore sano", aus der scheinbar logisch folgt: „mens insana in corpore insano".

Die zweite Möglichkeit ist, der Familie die Schuld zu geben. Schließlich ist es ja Aufgabe der Familie, die Kinder zu sozialisieren, ihnen beizubringen, mit Messer und Gabel zu essen, sich anständig zu benehmen, anständig zu denken und zu fühlen. Was immer die Kinder tun, es fällt bekanntlich auf die Eltern zurück.

Der arme Irre ist in beiden Fällen ein Opfer: einmal das Opfer einer körperlichen Krankheit, das andere Mal das Opfer der Eltern.

Wo Helfer ein solches Weltbild aufbauen, sind ihr Auftrag und ihre Aufgabe klar. Sie solidarisieren sich mit dem Opfer, sie sind parteiisch und bekämpfen die Täter, seien es die durcheinandergeratenen Transmitter oder die konfus kommunizierenden Eltern.

So ist die Gründungsphase der Familientherapie von einem ersten Feldzug geprägt: der Bekämpfung der sogenannten „schizophrenogenen Mütter" und der Eltern, welche die Generationsgrenzen mißachten oder sonst irgend etwas falsch machen.

Die Therapeuten hatten dabei eine Rolle inne, welche der meiner Oma oder auch meines Deutschlehrers entspricht: Sie wußten, was richtig und gut war, die Familien bzw. die Angehörigen der Patienten waren im für sie besten Fall ignorant, im ungünstigsten Fall moralisch schlecht. Im ersten Fall bedurften sie der Edukation und der Nachhilfestunden, im zweiten Fall waren sie schuldig und mußten Buße tun. Es entwickelte sich eine Form der Familientherapie, die auch heute noch weit verbreitet ist, die man als „Volkshochschuloder Kommunionsunterrichtsmodell der Familientherapie" bezeichnen kann. Der Therapeut gibt Kurse in moralisch richtigem Verhalten und gesunder Kommunikation.

Es läßt sich nicht bestreiten, daß auch dieses Modell von Nutzen sein kann, zum Beispiel in der Kinder- und Jugendpsychiatrie und der Erziehungsberatung. Es hat jedoch problematische Nebenwirkungen, weil es – aus systemischer Perspektive betrachtet – zu simpel ist. In den USA haben sich in den sechziger und siebziger Jahren viele Angehörige psychiatrischer Patienten auf solch eine Form der Familientherapie eingelassen. Sie haben den Versprechungen der Therapeuten geglaubt, wenn sie nur ihren Anweisungen folgten, würden die Patienten den Weg in die Normalität zurückgehen. Als diese sich jedoch nicht um die Versprechungen der Therapeuten scherten, kam es zur Gegenbewegung. Die Familien schlossen sich zu Selbsthilfeverbänden zusammen, um sich vor der moralischen Verunglimpfung durch Familientherapeuten zu schützen. Sie wurden politisch aktiv, um die Familientherapie verbieten zu lassen und die biologische Forschung zu fördern.

Normative Konzepte, die sich für die Behandlung von Familien mit kleinen Kindern als nützlich erwiesen, mußten versagen, wo es um die Behandlung von Familien mit erwachsenen oder adoleszenten Patienten ging. Hier waren strukturelle, die Autorität der Eltern fördernde Konzepte zum Scheitern verdammt. Therapeuten, die versuchten, parteiisch die Macht der Eltern von Psychotikern zu stärken, wurden durch die Symptomatik der Patienten ebenso entmachtet wie die übrigen Familienmitglieder.

Diese normative Form der Familientherapie wirkte, bezogen auf das Gesundheitssystem, als paradoxe Intervention. Sie verhalf durch das Enttäuschen von Erwartungen der biologischen Psychiatrie zu einem erneuten Aufwind. Die akademische Psychiatrie machte – wissenschaftsgeschichtlich gesehen – eine Kehrtwendung zurück in die Steinzeit, in der die Erklärung für Verrücktheit in Gehirnkrankheiten gesucht wurde (und jetzt wieder wird). Es ist nicht ganz ohne Ironie, daß diese von Amerika ausgehende reaktive und m. E. reaktionäre Bewegung, die sogenannte National Alliance for the Mentally Ill, vom Vater John Hinckleys ins Leben gerufen wurde, dem Vater des jungen Mannes, der versucht hatte, Ronald Reagan zu erschießen. Eine Tat, für die – da werden Sie mir sicher zustimmen – selbstverständlich nur biologische Erklärungen plausibel sein können.

DIE NEUTRALITÄT DES THERAPEUTEN

Lassen Sie mich zur dritten Phase der Entwicklung der Familientherapie kommen, der systemischen. Es ist das sogenannte „systemische Denken", das diese Phase charakterisiert. Ein Paradigmawechsel, der weit über die Veränderung eines therapeutischen oder sozialarbeiterischen Settings – die Arbeit mit ganzen Familien – hinausgeht. Die Infragestellung geradlinig-kausaler Erklärungsmodelle durch zirkulär-kausale kybernetische Modelle hat für das Selbstverständnis der Helferszene radikale Konsequenzen. Die meisten von uns haben ihren Beruf wahrscheinlich gewählt, weil sie sich – aus welchen noblen oder neurotischen Gründen auch immer – mit den Schwachen und Entrechteten, den Außenseitern und Ausgestoßenen der Gesellschaft identifizierten. Sie wollten Partei ergreifen für die guten, schwachen, passiven Opfer, sie schützen oder retten vor den bösen, starken, aktiven Tätern.

Doch, so zeigt sich bei näherer Betrachtung, so einfach ist das mit der Zuweisung von Täter- und Opferrollen nicht. Arbeitet man zum Beispiel längere Zeit mit Psychotiker-Familien, so wird deutlich, daß diese Unterscheidung höchst fragwürdig ist. Selbst wenn man sich als jugendlicher Therapeut zunächst mit dem adoleszenten Patienten identifiziert, dessen Mutter ihm stets sagt, daß der grüne Pullover ihm viel besser stehe als der blaue und daß seine Haare vor einem Jahr noch viel hübscher geschnitten gewesen wären als heute, so läßt sich nach kurzer Zeit doch nicht verhehlen, daß der Patient seinen Eltern mindestens ebenso zusetzt, wenn er einmal beansprucht, als selbständig und erwachsen betrachtet zu werden, und im nächsten Moment dann wieder Fürsorge einklagt. Die Unterscheidung entweder Opfer oder Täter ist offensichtlich nicht tragfähig, und es erscheint angemessener, alle Beteiligten *sowohl* als Opfer *als auch* als Täter zu beschreiben.

Das Rollenverständnis systemischer Familientherapeuten wandelte sich aus theoretischen Erwägungen wie praktischen Erfahrungen. Allparteilichkeit und Neutralität traten an die Stelle der Parteilichkeit des Helfers. Der Therapeut als außenstehender Beobachter sieht sich nicht als Mitglied der Familie, er hütet sich davor, Teil des problemerhaltenden Systems zu werden, und er versucht, die Einladungen zum Mitspielen der familiären Spiele auszuschlagen.

Die Mitglieder einer Familie wie auch die Familie als System betrachtet er, der Theorie selbstorganisierter Systeme gemäß, als autonom und strukturdeterminiert. Das heißt für ihn, daß die Wirkung seiner therapeutisch gemeinten Interventionen nicht hundertprozentig berechenbar ist. Solch eine Einsicht in die Unmöglichkeit instruktiver Interaktion hilft ihm, seinen Größenwahn einerseits, seine

Verantwortlichkeit andererseits, zu begrenzen. Außerdem schützt ihn die theoretisch reflektierte Erfahrung, daß bereits minimale Interventionen – kleine Perturbationen – große therapeutische Wirkungen haben können, vor therapeutischem Nihilismus und Resignation.

Er gibt den Versuch auf, Menschen zu steuern, und verläßt die hierarchisch übergeordnete Position der moralischen Autorität. Er steigt vom hohen Roß dessen, der weiß, was rational und gut ist, herab. Statt dessen bietet er seinen Klienten und Patienten eine kooperative Beziehung an, wobei er die Verantwortung für den Prozeß übernimmt, nicht jedoch für Inhalte und Bewertungen. Seine Aufgabe sieht er darin, die Aufmerksamkeit auf interaktionelle Wechselbeziehungen zu richten und möglichst wertfrei zu reflektieren, welche Wirklichkeitskonstruktionen und Werte welche Konsequenzen haben und welche Gestaltungsmöglichkeiten sich daraus für das gemeinsame Zusammenleben ergeben.

Im optimalen Fall eröffnen sich in diesem Prozeß für alle Beteiligten neue Optionen, Dilemmata und Paradoxien lösen sich auf, Wege aus Sackgassen werden sichtbar oder erfunden.

Wer so arbeitet, kann als Helfer leicht in Identitätskrisen oder in Konflikte mit seinen Kollegen geraten. Seine Arbeit gewinnt eine gewisse Leichtigkeit des Seins, die manchem unerträglich erscheint. Schließlich verstößt er gegen eine Reihe stillschweigender puritanischer Vorannahmen seiner Profession, die allesamt ihre Wurzel im *linearen* Ursache-Wirkungs-Denken haben.

Die erste sagt, daß es ohne Fleiß keinen Preis geben kann, oder anders gesagt: Wenn viel Mühe gut ist, dann muß mehr Mühsal noch besser sein. Angesichts der Tatsache, daß es im psychosozialen Feld nur wenige Standards für qualitativ gute Arbeit gibt, messen die meisten Helfer den Wert ihrer Arbeit an dem zeitlichen oder emotionalen Aufwand, den sie selbst investiert haben. Je größer ihre Erschöpfung, desto ruhiger ihr Gewissen, das professionelle wie das private. Wer als systemischer Therapeut behauptet, mit relativ geringem Aufwand große Wirkungen erzielen zu können, macht sich daher nicht nur fachlich, sondern auch moralisch verdächtig. Daß er rational mit der nichtlinearen Dynamik komplexer Systeme argumentieren kann, hilft ihm dabei nicht. Einer der Fälle, wo moralische Erwägungen stärker sind als rationales Kalkül.

In weit größere Konflikte mit seinem Alltagsdenken – und wahrscheinlich auch den Kollegen – bringt den systemischen Familientherapeuten aber die Forderung nach Neutralität gegenüber den Geschehnissen in der Klientenfamilie. Wie kann er sich heraushalten, emotional die Distanz bewahren, die Verantwortung zurückweisen und sich nicht einmischen, wenn in der Klientenfamilie Ungeheuerlichkeiten geschehen? Kinder werden geschlagen und sexuell mißbraucht, Frauen von ihren Männern allnächtlich vergewaltigt, Männer von ihren Frauen mit hochkalorischen Süßspeisen zu Tode gefüttert.

Hier stößt der Familientherapeut an die Grenzen seiner Identität. Kann er die Augen verschließen vor dem, was er sieht, so tun, als ob es ihn nichts anginge?

Ich persönlich glaube, daß man diese Frage mit Ja und Nein beantworten muß. Als psychosoziale Helfer müssen wir zwischen verschiedenen Kontexten und unseren unterschiedlichen persönlichen Identitäten unterscheiden. Wir sind ja nicht nur Therapeuten oder Berater, die ihre professionellen Aufträge zu erfüllen haben, sondern auch vieles anderes: Väter, Mütter, Nachbarn, Fürsorger, Erzieher, Lehrer, Großmütter usw. Das heißt, es gibt eine Vielzahl unterschiedlicher Rollen und Beziehungsformen, in denen wir uns bewegen müssen.

Eine, meines Erachtens besonders wichtige, Rolle ist die des politischen Wesens, des Staatsbürgers. Durch unser Handeln gestalten wir das politische System, in dem wir leben, seine Spielregeln und Werte. Die Aufgaben, die sich daraus ergeben, können mit unseren professionellen Aufträgen in Konflikt geraten.

In der Rolle des Therapeuten dürfte die Neutralität am nützlichsten sein. Sie eröffnet der Familie – einem selbstorganisierten System – langfristig die besten Möglichkeiten der Veränderung. Wo außenstehende Helfer in einem sozialen System Funktionen übernehmen, brauchen in dem System selbst keine entsprechenden Ressourcen entwickelt zu werden (Simon 1995).

So entsteht für den Therapeuten die paradoxe Situation, daß er nur zu häufig seinen Werten gerade dadurch zur Durchsetzung verhelfen kann, wenn er nicht parteiisch für sie aktiv wird – daß er hilft, wenn er nicht hilft.

Wer sich einmischt und systemintern Funktionen übernimmt, beseitigt Störungen und Krisen, die auch Chancen zur familiären Entwicklung sein könnten. Das Problem ist, daß Störungen und Krisen nicht nur Chancen sind, sondern auch Gefahren.

Die Neutralität ist eine professionelle Haltung, eine therapeutische Technik, die es ermöglichen soll, die Ressourcen des Systems optimal zu nützen. Sie ist in ihrer Beschränktheit auf den professionellen Kontext mit der Parteilichkeit des Rechtsanwalts zu vergleichen. Der Rechtsanwalt muß seinen Klienten vor Gericht verteidigen und dessen Partei vertreten, auch wenn er seinen eigenen Werten gemäß hoffen mag, daß der von ihm freigekämpfte Unhold beim Verlassen des Gerichtsgebäudes von einem Müllwagen überfahren wird. Er ist nicht 24 Stunden am Tag Rechtsanwalt, und genausowenig ist der Therapeut 24 Stunden am Tag Therapeut.

DIE GESPALTENE IDENTITÄT DES THERAPEUTEN

Wenn wir systemisch denken, müssen wir die Idee unserer unteilbaren Identität wohl aufgeben und unser Gespaltensein akzeptieren.

Es sind zumindest zwei verschiedene Systemebenen, auf denen unser Handeln wirksam wird. Da ist zum einen die Klientenfamilie, der gegenüber wir theoretisch in der neutralen Außenperspektive bleiben können. Zum anderen ist da das politische System, innerhalb dessen wir agieren. Auch wenn wir mit einer Familie ein therapeutisches System bilden, werden wir nicht zum Familienmitglied. Und auch wenn wir Familientherapie betreiben, bleiben wir doch stets Mitspieler des politischen Systems, in dem wir leben und agieren. Unsere Neutralität gegenüber familiären Werten und Konflikten kann sich dabei als Parteilichkeit auf der politischen Ebene erweisen.

So kommen wir als systemische Therapeuten nicht umhin, uns in jedem Fall die Frage zu stellen, ob es angemessen ist, als Therapeuten zu reagieren. Wenn wir sehen, wie auf der Straße ein sportlicher, junger Mann eine ältere, klapprige Dame mit einem Messer bedroht und ihr die Handtasche wegnimmt, was sollen wir dann tun? Ist es angemessen, mit ihr ein viktimiologisch orientiertes, therapeutisches Gespräch darüber zu führen, wie sie es anstellen könne, daß ihr auch beim nächsten Mal die Handtasche weggenommen wird? Oder sollten wir uns einmischen, um Dame und Handtasche zu retten?

Beides können ja sinnvolle Vorgehensweisen sein, und sie schließen sich gegenseitig nicht aus. Ob sie es sind, hängt weitgehend vom Zeitpunkt ab. Es geht um die Frage, was wann angemessen ist. Eine gemördete Dame kann nicht mehr reflektieren, wie sie ihre Attraktivität für Straßenräuber erhöhen oder senken könnte. Die generelle Frage ist, ob schnelle Aktion oder sorgfältige Reflexion, Entscheidung oder Experiment, politisch oder therapeutisch verantwortliches Handeln gefordert ist.

Der Rettungsversuch gegenüber der Dame und ihrer Handtasche ist eine politische Tat, eine Aktion, die – wenn sie Schule macht – dazu beitragen kann, daß ältere Damen und ihre Handtaschen sicherer leben. Die Nichteinmischung dürfte ebenso Folgen haben. Es könnte sich einbürgern, nicht nur ältere Damen, sondern auch jüngere Therapeuten zu überfallen. Was immer wir tun, es hat auf dieser Ebene Rückwirkungen auf uns, da wir Mitspieler in diesem System sind.

Schon immer wurden Interventionen in fremder Leute Angelegenheiten – seien es politische oder karitative – mit dem Wohle der Zwangsbeglückten begründet. Ob sie diesem Ziel, rückblickend betrachtet, wirklich gerecht wurden, darf bezweifelt werden. Soziale Systeme sind autonom und innengesteuert. Wir sollten uns daher nur dort parteiisch verhalten, wo wir uns bzw. unsere Handlungen und Kommunikationen als zum System gehörig definieren. Als Staatsbürger gehören wir zum Staat und müssen Verantwortung für die durch ihn realisierten Werte übernehmen. Wenn wir also meinen, der Erhalt der Familie als Lebensform sei ein Wert, so müssen wir uns politisch dafür engagieren. Und als diejenigen, die das psychosoziale Feld mitbeackern, tragen wir Verantwortung dafür, wenn die Verabreichung von Psychopharmaka zum Standardverfahren der „Therapie" psychisch Kranker wird. Hier müssen wir Stellung beziehen und Partei ergreifen und dürfen den Konflikt nicht scheuen. Denn wir sind es, die durch das, was wir tun und lassen, die Regeln des medizinisch-psychologischen Versorgungssystems bestimmen. Wir gehören dazu, wir sind hier Mitspieler und haben daher die Verantwortung für die Spielregeln dieses Systems.

Wir gehören aber nicht zur Familie unserer Nachbarn. Deshalb haben wir ihre Außengrenze zu respektieren und uns nicht einzumischen. Und dennoch kann es sein, daß wir uns einmischen müssen. Wir können als Mitbürger um der Werte unseres Gemeinwesens willen nicht tatenlos zusehen, wenn in der Familie unseres Nachbarn gegen Werte verstoßen wird, die wir über die Autonomie der Familie setzen.

Es ist daher meines Erachtens keine therapeutische, sondern eine politische Frage, ob wir es beispielsweise zulassen wollen, daß in

Familien Kinder mißhandelt werden. Bei der politischen Meinungsbildung darüber können wir in einer demokratischen Gesellschaft für uns als vermeintliche Familienexperten dann aber keine Definitionsmacht über richtig und falsch beanspruchen. Wir müssen wohl oder übel als Gleiche unter Gleichen politisch argumentieren und zu überzeugen versuchen. Wenn sich auf der politischen Ebene dann die Meinung durchsetzt, Kindesmißhandlung sollte abgestellt werden, und die entsprechenden gesetzlichen Voraussetzungen geschaffen sind, so ist es keine therapeutische Aufgabe, dies zu verhindern, sondern Auftrag sozialer Kontrollinstitutionen.

Aber: Wer als Beschäftigter in einer psychosozialen Einrichtung arbeitet, bewegt sich ja immer in der Grauzone zwischen Kontrolle und Hilfe. Er muß daher für sich eine Werthierarchie erstellen. Und er sollte sich besser darüber klar sein, daß es sein gesellschaftlicher Auftrag – gemäß seiner Rollendefinition – ist, sich im Zweifel einzumischen. Im Zweifel – denn Zweifel ist angebracht. Er sollte sich aber auch darüber klar sein, daß diese Einmischung in das System Familie – unabhängig von ihrer offiziellen Begründung – der Aufrechterhaltung bestimmter Spielregeln in einem anderen System, der Gesellschaft, dient und nur vielleicht dem Wohle der vermeintlich geretteten Opfer.

Auch die Errichtung von Kolonialreichen wurde mit humanitären Gründen legitimiert, und auch die Intervention von UN-Truppen in Somalia fand deshalb vor einigen Jahren breite Zustimmung. Doch die Amerikaner, Italiener und Deutschen haben ihre Truppen nicht in erster Linie nach Somalia geschickt, um das Leben süßer magerer Negerkinder zu retten, sondern um die Fernsehzuschauer zu Hause vor den Horrorbildern der noch-nicht-ganz-gestorbenen braunen Skelette zu bewahren. Der Tod von Kindern bedeutet in Somalia und für die Somalier aber wahrscheinlich etwas ganz anderes als für uns.

Im analogen Sinne erfolgt die kontrollierende Einmischung in Familien nicht, weil wir wirklich sicher sein könnten, daß es für die Familien gut ist, sondern – ganz egoistisch – weil wir unseren eigenen Werten gerecht werden wollen.

Wir sollten uns da nichts in die Tasche lügen und uns die Konsequenzen unserer Einmischungen vor Augen halten: Hilfe kann paradoxe Effekte haben, und mit Gewalt kann man niemanden zu seinem Glück zwingen, zumal wenn er unsere kleinbürgerlichen Vorstellungen von Glück nicht teilt.

So müssen unsre Überlegungen hier wohl ohne Happy-End zu einem Schluß kommen (wenn auch keinem Schluß im logischen Sinne): Es gibt keinen vom Kontext unabhängigen Maßstab für richtig oder falsch bei der Einmischung oder Nichteinmischung in die Angelegenheiten fremder Menschen. Als systemische Familientherapeuten bleiben wir auf uns selbst zurückgeworfen. Wir müssen uns die Werte, an denen wir unsere Aufgaben und Aufträge orientieren, selbst suchen oder bestimmen. Auf die höhere Autorität einer Theorie können wir uns dabei nicht berufen, denn aus dem systemischen Denken lassen sich ebensowenig moralische oder ethische Werte ableiten wie aus der Mathematik.

So sind wir, wenn wir systemisches Denken an die Stelle unserer moralistischen Großmütter setzen, frei und in unserer Autonomie gefordert. Wir müssen im konkreten Fall unser systemisches Denken nützen, um die Konsequenzen von Einmischung und Nichteinmischung rational zu erwägen und nach bestem Wissen und Gewissen an unseren Werten zu messen.

Das Risiko, dabei zu scheitern und sich in der einen oder anderen Weise, durch zu viel oder zu wenig Einmischung, schuldig zu machen, ist groß. Die Welt ist eben nicht vollständig berechenbar. Aber wer sich nicht in Gefahr begibt, kommt bekanntlich darin um. Die alternative Methode, ein reines Gewissen zu bewahren, ist natürlich, es einfach nicht zu benutzen.

8. Wer entscheidet, wer entscheidet?
Macht und Ohnmacht in Zweierbeziehungen

Eine Fallgeschichte

Ein Mann hat seine Frau umgebracht. Die beiden lebten schon lange zusammen – eine ganz normale Ehe. Der Ehemann war bislang nicht als aggressiver Mensch aufgefallen. Niemand hatte je etwas Gewalttätiges an ihm entdeckt. Wer ihn kannte, fiel aus allen Wolken, als die Tat bekannt wurde. Noch erstaunter war man aber, als man hörte, was er vor Gericht dazu sagte: „Auch das hat sie mir noch angetan!"

Diese Äußerung schien alles auf den Kopf zu stellen: Schließlich war es ja wohl eindeutig, wer hier Täter und wer Opfer war. Er hatte sie schließlich umgebracht und nicht umgekehrt. Seine Äußerung jedoch zeigte sehr deutlich, daß er sich als Opfer fühlte und seine Frau als Täter sah.

Wenn man den Tathergang rekonstruiert, wird deutlicher, wie er zu dieser Sichtweise kam. Es begann mit einem banalen Streit, der sich aufschaukelte. Jeder von beiden wollte recht haben, keiner von beiden wollte nachgeben. Die Sache, um die es ursprünglich ging, war schnell vergessen: Jetzt war nur noch wichtig, sich als der Mächtigere zu zeigen. Es war im übertragenen Sinne (und später auch im wörtlichen) ein Kampf bis aufs Messer. In 20 Jahren Ehe lernt man sich sehr gut kennen, das heißt, man weiß auch sehr genau, wo der andere kränkbar ist. In der Hitze des Gefechtes ist jedes Mittel recht und keine Kränkung groß genug. Und am Schluß greift derjenige, der sich in die Ecke gedrängt fühlt und keine Chance mehr sieht, die Niederlage vor Augen, zum Messer. Ein 50 Jahre lang friedfertiger Mann, ein guter Bürger, von allen geschätzt, wird zum Totschläger.

Obwohl er der einzige Überlebende dieses Machtkampfes ist, bleibt die Frage offen, ob er ihn wirklich gewonnen hat.

Es mag etwas befremdlich wirken, wenn man angesichts solch tragischer Geschehnisse Gewinn- und Verlustrechnungen anstellt. Dennoch erscheint eine solche Sichtweise sinnvoll, weil derartige Berechnungen offenbar den unbewußten und gefühlsmäßigen Hintergrund für die dargestellten Geschehnisse abgeben.

DER KAMPF UM SELBSTBESTIMMUNG

Worum ging es in dem Kampf? Sicher nicht ums Überleben. Wahrscheinlich auch nicht um das auslösende sachliche Problem. Es ging darum, den anderen *nicht* bestimmen zu lassen, was geschieht. Die Vorstellung, der andere könnte die Machtposition innehaben, war für beide unerträglich. Sie versuchten beide, selbst diese Position einzunehmen. Es war wie in einem Spiel, in dem nur einer gewinnen kann und ein Unentschieden in den Regeln nicht vorgesehen ist. Sich in die Niederlage zu fügen, wäre als Selbstaufgabe erlebt worden. Insofern kämpfte jeder von beiden um den Erhalt seiner Identität als selbstbestimmtes Individuum, als Herr der eigenen Handlungen.

Unter diesem Aspekt wird es schon etwas schwieriger zu beurteilen, wer denn eigentlich gewonnen hat. Denn der vermeintliche Sieger erlebt sich nicht so. Er wollte seine Frau nicht umbringen, und dennoch hat er es getan. Er hat nicht das Gefühl, eine freie Entscheidung getroffen zu haben, sondern von ihr dazu gebracht worden zu sein. Und um dieses Eingeständnis ging es letztlich in dem Streit. Um das Eingeständnis, daß der andere bestimmt, was man selber tut. Die Ehefrau hat ihr Leben beendet, ohne die Unterlegenheit jemals eingestehen zu müssen. Sie ist sozusagen mit „erhobener Fahne" einen „ehrenvollen" Tod gestorben. Zurückgeblieben ist der Mann, der sich im Spiegel nicht mehr wiedererkennt, der es nicht fassen kann, so etwas getan zu haben, und der obendrein das Gefühl hat, von ihr – dem Opfer? – manipuliert worden zu sein.

Dieses Beispiel ist sicherlich sehr drastisch, doch es macht wieder einmal deutlich, daß im Bereich der zwischenmenschlichen Beziehungen ein Interpretationsschema, das von geradlinigen Ursache-Wirkungs-Abfolgen ausgeht, nur wenig brauchbar ist.

Das Macht-Paradigma

Die Interaktion zwischen Lebewesen gehorcht Regeln, die von denen der Mechanik abweichen. Das Machtparadigma, dieses unbewußte Schema, an dem sich das unglückselige Ehepaar orientierte, überträgt in simplifizierender Weise die Vorstellungen von Ursache-Wirkungs-Beziehungen auf zwischenmenschliche Beziehungen. A (Ursache) kann B (Wirkung) dazu bringen, sich auf die eine oder die andere Art zu verhalten.

In einem Artikel, den er bezeichnenderweise „Krankheiten der Erkenntnistheorie" nannte, hat Gregory Bateson ein sehr anschauliches Beispiel für den Unterschied zwischen mechanischen und Interaktionsbeziehungen gegeben: Tritt man gegen einen Stein, so bewegt er sich mit der Energie, die er durch diesen Tritt bekommen hat. Es besteht also eine geradlinige Beziehung zwischen dem Tritt und der Bewegung des Steins, oder auch: zwischen demjenigen, der tritt, und dem Stein. Hier läßt sich von einer Ursache-Wirkungs-Beziehung sprechen, bei der die Wirkung nicht auf die Ursache zurückwirkt. Ganz anders ist es, wenn man – womöglich mit derselben Energie – einen Hund tritt. Wie er sich bewegt, ist nicht sicher vorhersagbar: Ob und wie er beißt und wie fest er beißt, und wohin er beißt oder ob er heulend wegläuft, dürfte weniger von der Quantität der Energie des Trittes abhängen als vielmehr von der Qualität: von dem Schmerz, der verursacht wurde, von der Empfindlichkeit der Stelle, an der er getroffen wurde, von der Größe und Angst des Hundes und seines Mißhandlers.

Hier handelt es sich also nicht um eine geradlinige Ursachen-Wirkungs-Beziehung, sondern um eine zirkuläre: Die Wirkung ist rückbezüglich, die Folge des Tretens ist das Gebissenwerden. Doch die Folge ist nicht absolut sicher, sondern nur wahrscheinlich.

Es darf also nicht verwundern, daß die meisten Sozialwissenschaftler Schwierigkeiten haben, eine schlüssige Definition von Macht zu liefern. Begriffe wie Einfluß, Kontrolle, Autorität, Dominanz sowie Entscheidungen-Treffen werden weitgehend synonym mit Macht verwendet (vgl. Simon u. Stierlin 1984, S. 225 ff.). Beobachtet man jedoch lebende soziale Systeme wie Familien, Paarbeziehungen oder Organisationen (also nicht theoretische Konstrukte), so sieht man, daß dieser Begriff seine scheinbare Eindeutigkeit verliert. Nehmen wir zum Beispiel die Frage, wer in einer Familie oder auch in einer

Zweierbeziehung die Entscheidungen trifft. Jeder kennt Beispiele aus der eigenen Erfahrung, wo der außenstehende Beobachter sehr deutlich sieht, daß der Ehemann – ganz der traditionellen Rollen entsprechend – die Entscheidungen fällt, die in der Familie als wichtig gelten. Er sagte, welches Auto gekauft wird, er sagt, wohin die Urlaubsreise geht. Doch ebenso offensichtlich ist es für den Außenstehenden, daß seine Frau ihn diese Sachen entscheiden *läßt*, sie läßt ihn dominant sein; sie ist bemüht, ihm das Gefühl zu vermitteln, er sei die Autorität, er habe Einfluß, er übe Kontrolle aus. Für denjenigen, der beschreiben will, wie die Machtstruktur einer solchen Beziehung ist, wird es schwierig. Er muß nämlich nicht nur fragen: „Wer entscheidet?", sondern auch: „Wer entscheidet, wer entscheidet?". Relativ einfach ist die Frage nach der Macht in einer zwischenmenschlichen Beziehung also nur dann zu beantworten, wenn man auf der reinen Verhaltensebene bleibt. Wenn *A* ein bestimmtes Verhalten bei *B* durchsetzen möchte, so kann man sehr klar und deutlich beurteilen, ob ihm das gelungen ist oder nicht. Solange die Ziele und Zwecke eines Menschen durch ein bestimmtes Verhalten seiner Mitmenschen erreicht werden können, ist Macht sicherlich ein brauchbares Konzept.

Dabei darf allerdings Macht nie als Eigenschaft eines Menschen gesehen werden (wie etwa blaue Augen oder große Füße), sondern stets nur als die Eigenschaften einer Beziehung. Ob man mächtig ist oder ohnmächtig, hängt zwar auch von einem selber ab, aber auch vom Gegenüber. Ob man einem Stein, einem Hund, einem kleinen Kind oder einem Boxweltmeister im Schwergewicht Fußtritte androht, hat unter Machtgesichtspunkten eine ganz unterschiedliche Bedeutung. Macht ist also eine Beziehungsform, bei der ein Mitglied des Beziehungssystems das *Verhalten* des anderen beeinflussen kann.

Solange in zwischenmenschlichen Beziehungen Gefühle keine Rolle spielen, solange man nur das Verhalten steuern und nicht die Köpfe und Herzen seiner Mitmenschen gewinnen will, kann man nach dem schon aus dem Altertum bekannten Motto verfahren: „Mögen sie mich hassen, wenn sie mich nur fürchten."

DIE BEEINFLUSSUNG AUTONOMER SYSTEME

„Die Gedanken sind frei" – „die Gefühle auch", so müßte man hinzufügen. Ein Vater, der seinen Sohn prügelt und dazu schreit: „Du sollst mich lieben!" wird mit dieser Art Liebeswerben nicht viel Erfolg haben. Was im Hinblick auf Verhaltensnormen womöglich als Machtmittel wirksam ist, führt auf der Ebene der Gefühle gerade zum Scheitern. Der geprügelte Sohn wird seinem Vater alle möglichen Liebesbeweise liefern, wenn er nicht weiter geschlagen werden will. Ob diese Beweise allerdings etwas mit den Gefühlen, die er selber an sich wahrnimmt, zu tun haben, erscheint zweifelhaft. Seine Psyche ist als autonomes, strukturdeterminiertes System gestört worden, wie sie diese Störung verarbeitet, ist von außen nicht steuerbar.

Was auf der Verhaltensebene, also der Ebene der intersubjektiven, mehreren Beobachtern zugänglichen Realität, ein erfolgreiches Machtmittel ist, erweist sich im Hinblick auf die subjektive, innere Realität als verfehlt.

Ein Mann, der eine bestimmte Frau attraktiv findet, ein Gefühl der Sympathie ihr gegenüber entwickelt und der darüber hinaus seine erotischen und sexuellen, auf diese Frau gerichteten Bedürfnisse entdeckt hat, kann zwischen mehreren Möglichkeiten wählen, wie er sein Ziel zu erreichen versucht. Die Extreme dürften der Vergewaltiger auf der einen Seite, Don Juan auf der anderen Seite sein. Während der Vergewaltiger durch Ausübung von Gewalt seine Macht demonstriert und seine sexuellen Bedürfnisse befriedigt, verfolgt Don Juan eine ganz andere Machtstrategie: Er vergewaltigt nicht, er verführt.

Die Machtstrategie des Vergewaltigers bezieht sich auf die äußere Realität. Er droht und er wird gewalttätig. Die Gefühle seines ohnmächtigen Opfers dürften dabei Angst, Wut und Haß sein. Er erzeugt diese Gefühle, ob er geliebt werden will oder nicht. Ein Vergewaltiger, der geliebt werden will *und* seine sexuelle Befriedigung sucht, erreicht sein Ziel und erreicht es nicht. Die Art und Weise, wie er die Befriedigung seiner sexuellen Wünsche erzwingt, bewirkt, daß ihm nicht nur das Gefühl, geliebt zu werden, versagt bleibt, sondern daß er Haß erntet.

Don Juan hingegen, der in seinem Verhalten stets nur gezeigt hat, daß er die „Liebe" der Umworbenen gewinnen will, bekommt die sexuelle Befriedigung am Ende noch als Draufgabe. Eine wirkungsvollere Taktik.

WECHSELKURSE

Wenn es gelingt, die Gefühle eines Menschen zu beeinflussen, so ist die Beeinflussung seines Verhaltens gewissermaßen ein Nebenprodukt davon. Totale Kontrolle des anderen wäre nur dann möglich, wenn es gelänge, sein Denken und Fühlen zu steuern. Die Werbepsychologie hat das längst erkannt. Man sagt dem potentiellen Käufer nicht: „Kaufen sie unseren Weichspüler, weil ihre Wäsche dann ganz besonders weichgespült wird", sondern: „Kaufen sie unseren Weichspüler, weil sie dann ein gutes Gewissen haben." Die Gefühle sind gewissermaßen der übergeordnete Wertmaßstab, an dem sich die Kaufentscheidung orientiert.

Doch das ist keineswegs eine Erfindung der Werbebranche, jeder von uns benutzt diese Taktik im Alltag. Im allgemeinen erlernen wir sie schon früh in unserer Kindheit. Ein Kind, das bestimmte häusliche Pflichten (einkaufen gehen zum Beispiel, oder auch Geschirr spülen) nicht erfüllen möchte, weil es lieber spielen würde, hat mehrere Möglichkeiten. Sagt es: „Ich hab keine Lust", so wird die Mutter ärgerlich Konsequenzen ziehen. Zeigt es sich jedoch inkompetent oder gar hilflos, so werden bei der Mutter andere Gefühle geweckt. Im besten Fall wird ihr Mitleid geweckt. Mancher wird sich an die Schulzeit erinnern, wo er aus Angst vor einer Mathematikarbeit gehofft hat, am nächsten Morgen Fieber zu haben. Wenn es durch die Manipulation des Fieberthermometers gelang, die Eltern von einer Krankheit zu überzeugen, so erntete man Mitleid, und die Mutter brachte vom Einkaufen Süßigkeiten mit. Gelang es nicht, so erntete man ein väterliches Donnerwetter und die Beschimpfung als Drückeberger. Ein und dasselbe Verhalten konnte also auf zweierlei Arten interpretiert und *bewertet* werden. Und je nachdem wie es bewertet wurde, hatte es nahezu gegensätzliche Bedeutungen und Rückwirkungen.

Die Macht eines jeden einzelnen in einer zwischenmenschlichen Beziehung hängt weitgehend davon ab, wie das Verhalten, das er zeigt, von den anderen bewertet wird, ob es z.B. positive oder negative Gefühle auslöst. Verhaltensweisen werden gewissermaßen zum Tausch angeboten und zu Markte getragen. Jeder einzelne muß dann subjektiv die Verhaltensweisen seiner Mitmenschen bewerten und abwägen, nach welcher Kosten-Nutzen-Analyse er seine Gegenleistungen bemißt. Der „Wechselkurs" bestimmt, ob die Beziehung zwischen irgendeinem *A* und irgendeinem *B* eine Ausbeutungsbeziehung ist oder nicht. Dem außenstehenden Beobachter erscheint es häufig vollkommen unverständlich, wie derartige ungleiche Beziehungen bestehen können: warum zum Beispiel Frau X sich von ihrem Mann schlagen oder Herr Y sich in aller Öffentlichkeit lächerlich machen läßt. Wenn man davon ausgeht, daß jeder der beiden Partner auf einer Gefühlsebene eine Gewinn- und Verlustrechnung aufstellt, so werden derartige Verhaltensweisen leichter nachvollziehbar. Man muß dann nach der subjektiven Bedeutung und Bewertung fragen. Der Schluß, zu dem man kommt, ist, daß jeder der beiden Interaktionspartner aus irgendwelchen Gründen – seien sie nun bewußt oder unbewußt – sich zu diesem Geschäft entscheidet (Simon et al. 1992).

Der Fehlschluß, zu dem man nunmehr nur allzu leicht kommt, ist, daß es eigentlich keine Machtbeziehungen gibt, da jeder ja auf irgendeiner Ebene seine Ziele verwirklicht und irgendeinen Gewinn hat. Diese Folgerung scheint durch den zirkulären Denkansatz nahegelegt: *A* „verursacht" auf irgendeine Weise das Verhalten von *B,* und *B* „verursacht" auf irgendeine Weise das Verhalten von *A. A* hat also Macht über *B,* und *B* hat also Macht über *A.* Das ist zwar nicht ganz falsch, aber es ist auch nicht ganz richtig. Eine wesentliche Dimension zur Beurteilung eines solchen Tauschprozesses ist nämlich bislang ausgeblendet geblieben: der *Kontext.* Das soziale Umfeld, in dem eine Beziehung steht, bestimmt, welche Alternativen jeder einzelne der Interaktionspartner hat, d. h., wie abhängig er von seinem Partner ist. Als Beispiel dafür mögen die Machtunterschiede von Mann und Frau dienen: Der sprichwörtliche junge Medizinstudent, arm wie eine Kirchenmaus, lernt eine Krankenschwester kennen. Die beiden verlieben sich, heiraten. Sie arbeitet, er studiert. 20 Jahre später: Er ist erfolgreicher Arzt, verdient viel Geld und ist seiner Frau überdrüssig. Die Trennung bedeutet für beide ganz Unterschiedliches. Sie hat ihm das Studium finanziert und damals auf die Möglichkeit, selbst Medizin zu studieren um seinetwillen verzichtet. Als er sie verlassen will, fühlt sie sich um den Lohn ihrer Mühe betrogen. Selbst wenn ihr Anwalt im Scheidungsverfahren eine angemessene finanzielle Entschädigung aushandeln würde, ist ihrer Einschätzung nach mit der Trennung ein Abstieg verbunden. Sie könnte wieder als Krankenschwester arbeiten gehen, sich von anderen Ärzten herumkommandieren lassen oder ähnliches … all das scheint nicht sehr verlockend. Ebensowenig erfreut die Aussicht, allein zu leben. Hier ist wahrscheinlich der gravierendste Unterschied: Ihr Mann hat eine Freundin – jung und hübsch. Während für die Ehefrau die Trennung Alleinsein bedeutet, wird ihr Mann noch einmal einen zweiten Frühling mit einer neuen Frau erleben. In diesem Fall ist seine Macht erheblich größer als die seiner Frau. Sie ist von ihm abhängiger als er von ihr. Ein Gefühl der Ohnmacht ist die natürliche Folge. Was kann sie denn tun?

Wollte sie ihren Mann daran hindern, sich scheiden zu lassen, so müßte sie letztlich den Kontext ändern. Sie könnte zum Beispiel versuchen, aus ihrer Abhängigkeit herauszukommen, indem sie sich auch einen Freund anschafft. Womöglich würde sie ihren Mann eifersüchtig machen können, seinen Stolz kränken und dadurch erneut an Wert für ihn gewinnen. Nach 20 Jahren Ehe sind allerdings die Leidenschaften ein wenig abgekühlt und mit ihnen die Bereitschaft, eifersüchtig zu werden. Was die übrige Ungleichheit der Chancen dieses Paares angeht, so sind die Einflußmöglichkeiten dieser Frau noch geringer: Die sozialen Ungleichheiten zwischen Mann und Frau wird sie so schnell nicht ändern können.

Das Ende, so sollte man meinen, ist die Scheidung. In vielen Fällen ist das auch so. In diesem Fall jedoch nicht. Er nimmt eine Wendung, die für das Thema Macht in zwischenmenschlichen Beziehungen aus der Sicht des Psychotherapeuten von entscheidender Bedeutung ist. Die Frau wird depressiv. Sie fühlt sich ohnmächtig, hilflos, ohne Zukunftsperspektive, das Leben hat keinen Sinn mehr. Damit jedoch hat sie – sicher ohne jegliche bewußte Absicht – eine Machtstrategie gefunden: Sie definiert den Kontext neu, was zu einer radikalen Neubewertung aller Verhaltensweisen führt. Scheidung bedeutet für den Ehemann jetzt nicht mehr, daß er seine finanziell wohlversorgte, gesunde und schon irgendwie allein zurechtkommende Frau verläßt, sondern daß er eine arme, kranke und hilfsbedürftige Patientin im Stich läßt, die ohne ihn wahrscheinlich Selbstmord begehen würde. Während man vorher die Trennung im Bekanntenkreis eher als Kavaliersdelikt beurteilt hätte, wäre er jetzt ein Unmensch. Aber das wäre nicht nur die soziale Bewertung, sondern auch seine eigene. Er könnte es nicht mit seinem Gewissen vereinbaren, seine Frau in diesem Zustand allein zu lassen. Seine Schuldgefühle wären zu groß.

Eine paradoxe Situation ist entstanden. Die Macht der Ehefrau besteht in ihrer Ohnmacht. Die drohende Trennung hat sie depressiv gemacht, und die Depression verhindert die Trennung. Es ist ein Teufelskreis, eine Falle, aus der es nur wenig Fluchtmöglichkeiten gibt. Würde die Frau es sich bessergehen lassen, könnte ihr Mann sie verlassen, wodurch es ihr natürlich wieder schlechtgehen würde. So leidvoll die Depression ist, so positiv ist sie auch. Und so positiv ihr Verschwinden wäre, so leidvoll wäre es auch. Das einzige Machtmittel, das der Frau verfügbar geblieben ist, ist ihre Depression. Es bedarf also wenig seherischer Fähigkeiten, um vorauszusagen, daß sich ohne eine Intervention von außen, die den beiden andere Alternativen zur Lösung ihres Dilemmas eröffnet, dieser depressive Zustand chronifiziert.

MACHT UND PSYCHISCHE ABHÄNGIGKEIT

Das Beispiel verdeutlicht mehrere Aspekte der Machtfrage, die sich aus psychologischer beziehungsweise psychotherapeutischer Sicht ergeben. Erstens, daß in zwischenmenschlichen Beziehungen Ohnmacht ein sehr wirksames Machtmittel sein kann, das meist über die Manipulierung der Schuldgefühle anderer wirkt: Die Macht hat immer der, der den Kontext und damit den Wert oder Unwert von Verhaltensweisen definiert. Und zweitens, daß Macht kein Selbstzweck ist, sondern lediglich ein Mittel, bestimmte Beziehungsformen und -ziele zu erreichen.

Macht sollte also nicht als ein primäres Motiv persönlichen Handelns angesehen werden, sondern als Mittel zum Zweck.

Ihr Zweck – so läßt sich aus der familientherapeutischen Forschung schließen – ist es, Abhängigkeiten herzustellen, um sich selbst vor Isolation und Einsamkeit zu bewahren. Das Schlimmste – so scheint es – ist für viele Menschen die Vorstellung, allein zu sein.

In einer Gesellschaft wie der unseren, in der individuelle Selbstbehauptung und Selbständigkeit des einzelnen gefordert werden, ist es ganz besonders schwer, mit dem Gefühl umzugehen, alleine *nichts* zu sein. Wenn man den anderen braucht, um einen stabilen Selbstwert zu spüren, so widerspricht das dem Ideal der Unabhängigkeit des einzelnen. Nur der Besitz des anderen, die freie Verfügbarkeit über ihn, ermöglicht es, sich unabhängig zu fühlen, *obwohl* man den anderen braucht.

Doch das Rezept der Gewalt, das auf der Verhaltensebene zum Ziele führen mag, ist im Bereich der Gefühle nicht anwendbar. Gerade diejenigen Gefühle, die man von seinen Mitmenschen am meisten braucht: Anerkennung, Zuneigung, Liebe, sichere Geborgenheit (um nur einige zu nennen), kann man nicht erzwingen. Sie beruhen auf Gegenseitigkeit; und ist diese Gegenseitigkeit nicht gegeben, so sind auch die Gefühle nicht gegeben. Wer versucht, einen anderen zu zwingen, der bietet keine derart gleichwertige und gegenseitige Beziehung an. So kommt es zu der paradoxen Situation, daß der Mensch sich seiner Beziehungen am sichersten sein kann, wenn er *nicht* versucht, sie abzusichern.

Was bleibt, ist die Möglichkeit der gegenseitigen Verführung: die Machtstrategie, bei der zumindest beide etwas gewinnen können.

9. Auf Gandhis Spuren? Gewaltfreie Machtstrategien zwischen Widerstand und Herrschaftsanspruch

MACHT OHNE GEWALT?

Eine der wichtigsten Leitfiguren der Öko- und (als es sie noch gab) der Friedensbewegung ist bzw. war Mahatma Gandhi. Er hat durch sein politisches Handeln den Beweis geliefert, daß „Macht" und „Gewalt" keine Synonyme sind: Gewaltfreiheit muß keineswegs Ohnmacht bedeuten, Gewalt nicht immer Macht. Mit seiner Methode des „gewaltfreien Widerstandes" hat Gandhi einen Weg zur Durchsetzung politischer Zielvorstellungen, zur Veränderung politischer Systeme vorgegeben, der außerhalb der etablierten staatlichen Herrschafts- und Gewaltstrukturen liegt und ihnen teilweise zuwiderläuft.

Da der bloße Verzicht auf Gewalt noch keineswegs bedeutet, daß ein einzelner oder eine Gruppe gesellschaftlichen Einfluß gewinnt und den eigenen politischen Vorstellungen und Werten zum Siege verhilft, scheint es nützlich, die Machtstrategien Gandhis im einzelnen zu betrachten und zu analysieren. Nur so ist es möglich zu überprüfen, ob er als politisches Vorbild brauchbar ist und seinem Beispiel gefolgt werden könnte oder sollte.

SATYAGRAHA

Die Form der politischen Auseinandersetzung, die Gandhi wählte, war keineswegs gewaltfrei. Ob er nun selbst in Hungerstreik trat oder aber Hunderte sich ohne mit der Wimper zu zucken von Polizisten den Schädel einschlagen ließen, Gewalt war stets im Spiel. Eine Gewalt, bei der sich Gandhi und seine Mitstreiter – vorhersehbar und regelmäßig – auf der Seite der Opfer befanden.

Gandhi wählte für diese Strategie des Sichopferns wie auch für die ihr zugrundeliegende Einstellung und Haltung den Namen Satyagraha. Es ist ein Begriff, der aus dem Sanskrit stammt und in wörtlicher Übersetzung „Wahrheit" bedeutet (Erikson 1969, S. 233). Die Übersetzung „gewaltfreier Widerstand" ist also irreführend, und es könnte gut sein, daß sie das Wesentliche außer acht läßt. Satyagraha hat nichts gemein mit der Gewaltlosigkeit parlamentarischer Debatten, während derer niemand irgend jemandem weh tut. Sie ist militant, kämpferisch. Ihr Geheimnis liegt darin, daß sie sich die Gewalt der Herrschenden für die Zwecke der Unterdrückten nutzbar macht. Sie hält sich nicht an die Spielregeln und stellt eine Reihe von Werten in Frage, die das gesellschaftliche Leben bestimmen. Satyagraha ist eine paradoxe Intervention, durch welche gewohnte Interpretations- und Bewertungsmuster auf den Kopf gestellt werden.

Die Salz-Satyagraha kann als exemplarisch für Gandhis Strategie und Taktik betrachtet werden. Die englische Kolonialregierung hatte ein Gesetz erlassen, das die Besteuerung des Salzes vorschrieb. Obwohl diese Steuer nur einen geringen Gewinn erbrachte, hatte sie eine besondere Bedeutung. Sie wurde „buchstäblich dem Schweiß der Ärmsten abgepreßt" (Erikson 1969, S. 529), denn sie wurde auf eine Ware erhoben, die nicht nur für jedermann lebenswichtig war, sondern auch in Indien mit seinen Meeresküsten frei verfügbar war.

Im März 1930 begann Gandhi seine Kampagne gegen die *Salt Act*, er forderte zum zivilen Ungehorsam auf: „Wo immer dies möglich ist, sollte mit bürgerlichem Ungehorsam gegenüber den Salz-Gesetzen begonnen werden. Gegen diese Gesetze kann auf dreierlei Weise verstoßen werden. Es gilt für gesetzwidrig, Salz herzustellen, wo auch immer die Voraussetzungen dafür gegen sind. Der Besitz und der Verkauf von geschmuggeltem Salz (das natürliches Salz oder Salzerde mit einschließt) gilt gleichfalls als Verstoß. Jedermann, der solches Salz verkauft, macht sich strafbar. Von den natürlichen Salzablagerungen an der Küste etwas zu nehmen und fortzutragen, gilt nicht minder als Gesetzesbruch. Kurz gesagt, ihr könnt zu jedem dieser Mittel greifen, um das Salzmonopol zu brechen." (Gandhi 1951, S. 234).

Er selbst setzte sich an die Spitze eines Trecks gut ausgebildeter Satyagrahi und marschierte mit ihnen innerhalb von 24 Tagen von

Ahmedabad ans Meer. Zurückkehren, so hatte er gelobt, werde er erst, wenn Indien die Unabhängigkeit erlangt hätte. An der Küste des Indischen Ozeans hob er vor den Augen der Weltpresse einige Salzkörner auf und gab damit ein Beispiel, das überall auf dem indischen Subkontinent Nachahmung fand.

An den Salzwerken von Dharasana kam es zum „Kampf" zwischen 2 500 Freiwilligen und der Polizei. Der englische Journalist Webb Miller schildert ihn folgendermaßen: „In vollkommenem Schweigen rückten Gandhis Männer vor und machten etwa 100 Meter vor den Absperrungen halt. Eine ausgewählte Kolonne löste sich aus der Menge, durchwatete die Wassergräben und näherte sich den Stacheldrahtverhauen ... Auf ein Kommandowort stürzte sich plötzlich eine große Meute einheimischer Polizisten auf die vorrückenden Marschierer, und ein Hagel von Schlägen, ausgeteilt mit stahlbeschlagenen *lathis* (Schlagstöcken), ging auf ihre Köpfe nieder. Nicht ein einziger Marschierer erhob auch nur einen Arm, um die Schläge abzuwehren. Wie umgestürzte Kegel fielen sie zu Boden. Von dort aus, wo ich stand, konnte ich das übelkeitserregende Aufkrachen der Knüppel auf ungeschützte Schädeldecken hören. Die wartende Menge stöhnte und zog bei jedem Schlag in nachempfundenem Schmerz scharf die Luft ein. Diejenigen, die niedergeschlagen wurden, fielen gleich zu Boden, bewußtlos oder sich windend, mit gebrochenen Schädeldecken oder Schultergelenken ... die bisher verschont Gebliebenen marschierten, ohne aus ihren Reihen auszubrechen, still und verbissen vorwärts, bis auch sie niedergemacht wurden. Sie schritten gleichmäßig voran, mit erhobenen Köpfen, ohne die Aufmunterung durch Musik oder anfeuernde Rufe und ohne daß ihnen die Möglichkeit gelassen wurde, schweren Verletzungen oder dem Tod zu entgehen. Die Polizei machte weitere Ausfälle und schlug methodisch und mechanisch auch die zweite Marschkolonne nieder. Es gab keinen Kampf, keine Handgreiflichkeit; die Marschierer schritten einfach weiter vorwärts, bis auch sie niedergeschlagen worden waren ..."

Nach diesem Einsatz fiel den Männern in Uniform, die sich mit all ihrer überlegenen Ausrüstung schutzlos fühlten, nichts anderes mehr ein, als was uniformierte Männer in ähnlichen Situationen gleichsam wie eine „natürliche" Eingebung überkommt: Wenn es ihnen nicht gelingen konnte, den Freiwilligen den Schädel einzuschlagen, so traten und schlugen sie ihnen jetzt in die Geschlechtsteile. „Stunde um Stunde wurden Ströme von bewegungslosen, blutenden Leibern auf Tragbahren zurückgetragen" (zit. n. Erikson 1969, S. 533).

Obwohl die *Salt Act* nicht formell aufgehoben wurde, hatte Gandhi einen Sieg errungen. Die Weltöffentlichkeit stand auf seiner Seite, er gewann Popularität und Bewunderung bei der englischen Bevölkerung, er war der moralische Sieger. Die politische Grundlage für die Unabhängigkeit Indiens war gelegt.

DIE MACHT DER WAHRHEIT

Wie läßt sich Macht definieren? Aus systemtheoretischer Sicht erscheint es sinnvoll, Macht als eine Form der Kommunikation zwischen autonomen Systemen, z.B. Personen oder auch sozialen Systemen, zu betrachten, bei der eine der beteiligten Parteien die Selektion des Verhaltens der anderen zielgerichtet beeinflussen kann. Eine derartige Beziehung wird zum Beispiel etabliert, wenn eine der beteiligten Parteien der anderen mehr an positiven oder negativen Werten zufügen kann, als sie selbst erhält.

Folgt man dieser Definition, so basiert staatliche Macht zu einem großen Teil auf der Bedrohung der körperlichen Integrität des Individuums. Dies schließt die Androhung von Schmerz sowie die Möglichkeit, die rein körperliche Freiheit einzuschränken, ein. Der Gummiknüppel, die Waffen von Polizei und Armee, die Gitter der Gefängnisse und im Extremfall der elektrische Stuhl symbolisieren diese auf körperlicher Ebene ansetzenden Machtmittel. Sie haben eine objektive, intersubjektiv gültige Basis: die Beschaffenheit des menschlichen Körpers, seine Schmerzempfindlichkeit, das Unlustprinzip.

Auf dieser elementaren Ebene setzt Gandhi an. Er und seine Mitstreiter verhalten sich gerade so, wie man es gemeinhin nicht erwarten sollte. Er führt herbei oder nimmt zumindest bewußt in Kauf, was der Durchschnittsbürger meidet: das Leiden. Wo die Angst vor dem Leiden Ohnmacht zur Folge hat, schöpft Gandhi aus dem Leiden seine Macht. Mit seinen Worten: „Echtes Leiden, das tapfer ertragen wird, bringt selbst ein Herz aus Stein zum Schmelzen. Von solcher Art ist die Macht des Leidens ..." (Gandhi 1928, S. 15). Nicht die Gewaltfreiheit ist das Charakteristikum Gandhis politischer Strategie, sondern das Leiden bzw. die Bereitschaft zu leiden.

Soweit die Entscheidungen eines einzelnen oder einer Gruppierung darauf gerichtet sind, Unlust, Schmerz und Tod zu vermeiden, solange die körperliche Selbsterhaltung oberster Wert ist, solange kann Gewaltherrschaft nicht in Frage gestellt werden. Die Satyagrahi folgten einer anderen Werthierarchie. Für sie stellte sich nicht die Frage: Salzsteuer zahlen oder sich ins Gefängnis werfen, vor der knüppelnden Polizei zurückweichen oder sich totschlagen lassen, sondern: sich ins Gefängnis werfen lassen, sich totschlagen lassen oder die eigenen Ideale, d.h. sich selbst, aufgeben. Ihr Selbstideal war so gewählt, daß der Wert des Überlebens zweitrangig wurde. Das ist an sich noch nichts Außergewöhnliches, schließlich sterben seit Urzeiten Menschen in Kriegen für Freiheit, Ehre und Vaterland; für Werte, die zumindest einige von ihnen für höher erachten als das eigene Leben. Der gravierende Unterschied zwischen den Satyagrahi und den kämpfenden Soldaten bestand darin, daß dem Handeln der Satyagrahi Werte zugrunde lagen, die auch von ihren Gegnern akzeptiert wurden. Einem Unbewaffneten, der sich nicht wehrt, Gewalt anzutun, löste auch und gerade in England moralische Empörung aus. Hier wurde jedes Gefühl für Fairneß verletzt, die staatlich angewendeten Mittel schienen in keiner Weise verhältnismäßig. Aus formal legitimer staatlicher Gewalt war in den Augen der Weltöffentlichkeit illegitime Barbarei geworden. England hatte sein moralisches Prestige verloren.

Gandhis Strategie war erfolgreich, weil es ihm gelang, die Bevölkerung und die regierenden Englands in einen Wert- und Identitätskonflikt zu stürzen: Die Herrschaft über Indien war nur um den Preis eines barbarischen Selbstbildes aufrechtzuerhalten. Das Prinzip der Satyagraha bestand darin, die Obrigkeit vor die Wahl zwischen zwei unannehmbaren Reaktionsmöglichkeiten zu stellen. Entweder sie tolerierte die gezielten Regelverletzungen und ließ zu, daß die Autorität des Staates und der Rechtsordnung disqualifiziert wurde, was zweifellos der Anfang vom Ende der Kolonialherrschaft gewesen wäre; oder aber sie mußte inadäquate, unverhältnismäßig gewalttätige Polizeieinsätze durchführen, was die Legitimität der staatlichen Ordnung ethisch disqualifizierte. Hätten die Satyagrahi selbst Gewalt angewendet, so wäre auch die Gewalt der britischen Kolonialtruppen legitim geblieben.

Satyagraha, „Gandhis Wahrheit", bezieht sich auf die Wahrheit menschlicher Werte. Als „wahr" erweisen sie sich, wenn sie in einem bestimmten sozialen Kontext als *legitim* akzeptiert und damit ein Teil der konsensuellen Realität sind. Die Ethik Gandhis war die des britischen Empires, die jedem Untertanen das Recht zubilligte, sich seinem Gewissen entsprechend zu verhalten (vgl. Erikson 1969, S. 256 u. S. 448). Seine Gewaltlosigkeit machte es seinen Gegnern unmöglich, zwischen den Guten (wir) einerseits und den Bösen (die anderen) andererseits zu spalten. Er erweichte die „Herzen aus Stein", weil er die Möglichkeit anbot, sich mit den wehrlos Leidenden zu identifizieren. So initiierte er die Entstehung einer weltweiten Gemeinschaft, die in der Beurteilung der britischen Gewaltanwendungen übereinstimmte und sie als Mißstand verurteilte.

Durch das Kolonialregime waren nach Ansicht Gandhis allgemein menschliche Werte verletzt. Und nur für diesen Fall sah er passiven Widerstand als legitimes Kampfmittel. Es sollte nur dort Anwendung finden, wo Mißstände herrschten, die in einer Gemeinschaft als untragbar empfunden werden und ihre Selbstachtung und ihr Gewissen verletzen.

Gandhi gewann Macht, weil es ihm gelang, die Werte seiner Gegner für seine Zwecke zu nützen. Er sorgte dafür, daß sie sich selbst negativ bewerten mußten.

Ethik oder Moralismus?

Die Strategie, den politischen Gegner – gemessen an seinen eigenen Maßstäben – ins Unrecht zu versetzen, kann auf verschiedene Weisen angewendet werden. Schließlich sind lediglich die formalen Aspekte einer Machtstrategie damit beschrieben. Sie beruht darauf, bei dem jeweiligen Opponenten Schuld- und Schamgefühle auszulösen und dadurch seine Handlungsweisen zu beeinflussen. Der mögliche negative Wert, der ihm zugefügt werden kann, besteht in einem Verlust, der positive in einem Gewinn an Selbstwert. An welchen inhaltlichen Kriterien sich der Selbstwert des Gegners festmacht, ist nicht festgeschrieben. Gelingt es, die Werte des Gegners zu erfassen, so eröffnet sich die Möglichkeit, ihn zu beeinflussen, ihn zu manipulieren.

Die Anwendung dieses Mechanismus eröffnet auf politischer Ebene Chancen und Risiken. Die Chancen werden nur dann genutzt werden können, wenn überzeugende ethische Werte vertreten werden, die über die vorgezeichneten Fronten der politischen Alltagsauseinandersetzungen hinaus allgemein als legitim erachtet werden. Nur wenn es der Ökobewegung, zum Beispiel, gelingt, deutlich zu machen, daß die für alle entscheidende Alternative lautet: Umweltschutz etc. oder Untergang der Menschheit, und nicht: Umweltschutz oder höherer Profit, dann wird die Ökobewegung politische Macht gewinnen bzw. den schon gewonnenen Einfluß bewahren können. Doch diese Werte haben sich im Handeln zu erweisen. Die Zwecke erfahren ihre Prüfung in den Mitteln. Gandhi lebte seine Werte, er versuchte, sie als „Grammatik der Tat" zu vollziehen. Er gab alles auf, was ihn irgendwelchen Mächten, die nicht mit seinen selbstgewählten Idealen in Einklang standen, unterworfen hätte: Er war weder durch die Gefahr für Leib und Leben abzuschrecken, noch durch das Versprechen irgendwelcher Gratifikationen zu verführen (er hatte sogar ein Gelübde zu sexueller Abstinenz abgelegt). Er war „radikal ehrenhaft", das heißt sein Machtanspruch galt nicht seiner Person, sondern seiner Sache, seinem Anliegen. Hier fand sein Machtanspruch seine Legitimation.

Und hier liegt das Risiko von Gandhis Strategie. Wo immer der Eindruck entsteht, daß die Personen nicht den Werten, sondern die Werte den Personen dienen, verkehrt sich Ethik in Moralismus. Aus dem Kampf für ein Ideal wird eine schlichte Unterwerfungsstrategie. Diejenigen, die für sich die Entscheidung darüber beanspruchen, was moralisch richtig oder falsch ist, beanspruchen die Herrschaft. Mit den Worten Eriksons: „Gewaltlosigkeit, nach innen oder außen gerichtet, kann nur da zu einer wahrhaften Kraft werden, wo Ethik an die Stelle des Moralismus tritt. Und Ethik ist, in meiner Auffassung, gekennzeichnet durch einsichtsvolle Zustimmung zu menschlichen Werten, während der Moralismus nichts anderes als blinder Gehorsam ist..." (Erikson 1969, S. 298). Die Forderung nach Gehorsam aber bringt keine neue Qualität in die Strukturen der Gesellschaft. Sie wird früher oder später auf denselben Widerstand stoßen, der illegitimen Herrschaftsansprüchen, die sich auf keinen Wertkonsens innerhalb der Bevölkerung stützen können, stets entgegenwächst.

10. Die Organisation der Selbstorganisation.
Thesen zum „systemischen Management"

ERFOLG ALS MERKMAL DER UNTERSCHEIDUNG

Lassen Sie uns mit ein wenig Wortklauberei beginnen, genauer gesagt: bei dem Begriff „systemisches Management". Ihm liegt offensichtlich die Unterscheidung *systemisch* versus *nichtsystemisch* zugrunde. Die erste Frage, die sich aus solch einer Unterscheidung ergibt, lautet: Was ist das definierende Merkmal für oder von „systemischem Management"?

Stellen Sie sich vor, Sie treffen jemanden, der „systemisch" managt – woran können Sie ihn erkennen? Oder noch zugespitzter: Ist es möglich, daß jemand systemisch managt, ohne es selbst zu merken? Und umgekehrt: Beweist die Tatsache, daß jemand seine Arbeit „systemisch" nennt, ihre systemischen Qualitäten? Wir haben es hier offensichtlich wieder einmal mit dem Unterschied zwischen Speisekarte und Speise zu tun. Nicht alles, was sich Wiener Schnitzel nennt, ist Kalbfleisch, und manches, was als Paprika verkauft wird, ist geriebenes Rostschutzmittel.

Die Frage nach dem Merkmal der Unterscheidung für „systemisches Management" wird dadurch kompliziert, daß nicht klar ist, in welchem Phänomenbereich wir danach suchen sollen. Geht es darum, daß Manager auf eine bestimmte Art und Weise denken oder gar – wie gelegentlich zu lesen ist – systemisch fühlen? Oder sind die Merkmale für systemisches Management auf der Handlungsebene zu finden? Zeigt es sich eher darin, daß charakteristische, in ihrem tieferen Wesen irgendwie „systemische" Handlungen vollzogen werden, oder darin, daß andere, irgendwie „unsystemische" Handlungen unterlassen werden? Erweist sich systemisches Management womöglich in seiner *Wirkung*, zum Beispiel den tatsächlichen Prozessen und Abläufen innerhalb des Unternehmens und dem Verhalten des Unternehmens auf den Märkten?

Um uns der Antwort auf diese Fragen anzunähern, hier meine erste These: Erfolgreiche Führungskräfte arbeiten immer *systemisch* und haben es schon immer getan, unabhängig davon, wie sie oder andere es nennen oder nannten.

Das Merkmal der Unterscheidung systemisches vs. nichtsystemisches Management – so lautet mein Vorschlag – ist der „Erfolg" oder „Mißerfolg" des Managements.

Ich gestehe, daß diese Definition das Beispiel einer Antwort ist, die mehr Fragen aufwirft als sie beantwortet: Denn was ist das Merkmal des Erfolges? Ist es zu allen Zeiten und in allen denkbaren Kontexten dasselbe? Gelten in Japan wirklich dieselben Erfolgskriterien wie in Europa? Waren vor vierzig Jahren dieselben Maßstäbe gültig wie heute? Vor allem aber, wenn wir von Erfolg im Zusammenhang mit Management sprechen, von wessen Erfolg ist hier die Rede? Vom Erfolg des Managers oder vom Erfolg des Unternehmens? Mit anderen Worten: Was ist die jeweils betrachtete ökonomische Einheit, das erfolgreich gemanagte System?

Es gibt schließlich keinerlei rationalen Grund anzunehmen, daß die Erfolgskriterien für beide Systeme, den einzelnen Mitarbeiter einer Firma – auch wenn es sich um einen leitenden Angestellten handelt – und die Firma als Ganzes, dieselben sein müßten. Die in den letzten Jahren verschärft in der Öffentlichkeit vorgetragene Kritik an den Leitfiguren unserer Wirtschaft legt ja sogar die Vermutung nahe, daß der individuelle Erfolg eines Managers mit dem Mißerfolg seines Unternehmens korreliert sein könnte. Kaum wird jemand zum „Manager des Jahres" gekürt, schon steht der Konkursrichter vor der Tür.

Aber lassen wir die möglichen Zielkonflikte von Organisationen und ihren Mitarbeitern zunächst einmal außer acht. Betrachten wir statt dessen das *Unternehmen* als Überlebenseinheit.

Was unter „Erfolg" zu verstehen ist, bestimmt natürlich der Beobachter, der diese Unterscheidung – oder genauer gesagt: diese Bewertung – vornimmt. Ist es das Ziel unternehmerischer Entscheidungen, möglichst viele Arbeitslose von der Straße zu holen und einer sozialen Verantwortung gerecht zu werden, so wird der Erfolg an anderen Merkmalen abzulesen sein, als wenn die Verbreitung einer Heilsidee oder schlichte Gewinnmaximierung das Ziel ist. Solche Ziele sind manchmal kompatibel, mal mehr, mal weniger – manchmal schließen sie sich auch gegenseitig aus. Aus systemtheoretischen oder konstruktivistischen Erwägungen lassen sich solche Ziele oder Werte auf jeden Fall *nicht* ableiten. Systemisches Denken ist nur ein Mittel zum Zweck, es enthebt seinen Benutzer nicht der Notwendigkeit, die Zwecke und Ziele selbst zu bestimmen. Und es enthebt ihn auch nicht der Verantwortung für die Werte, an denen er sich schließlich orientiert.

Beschränken wir uns der Einfachheit halber auf den wirtschaftlichen Erfolg als Ziel systemischen Denkens, obwohl dies – Gott sei Dank – nicht das einzig mögliche Ziel der Anwendung systemischen Denkens ist.

Bleiben wir bei der Ökonomie, so ergibt sich zunächst eine ganz allgemeine und simple Definition von Erfolg: „Erfolgreich" ist jedes Unternehmen, das überlebt. Das heißt, daß die tatsächlichen Operationen und Prozesse innerhalb des Unternehmens und seine Interaktionen mit den relevanten Umwelten, Kunden zum Beispiel, bis zum Zeitpunkt der Beobachtung *nicht* (– noch nicht) zum wirtschaftlichen Tod des Unternehmens geführt haben. Das Überleben eines Unternehmens auf dem Markt beweist seine Angepaßtheit. Es legt Zeugnis davon ab, daß die innerbetrieblichen Abläufe und das Auftreten auf dem Markt viabel waren, d. h. *gut genug*, um zu überleben. Wenn wir die Verantwortung dafür dem Management zuschreiben wollen, so läßt sich feststellen, daß das Management in seinen Aktionen zumindest soweit der Dynamik solch komplexer Systeme wie Unternehmen und Märkten gerecht wurde, daß es ihm *nicht* gelungen ist, das Unternehmen zugrunde zu richten.

DIE ORGANISATION DER SELBSTORGANISATION

Das ist an sich schon eine Leistung, angesichts des unmöglichen Auftrags des Managements. Es muß mit der Paradoxie umgehen, daß ihm die Verantwortung für das Verhalten eines hochkomplexen Systems zugeschrieben wird, welches nicht in einem geradlinig-kausalen Sinne gesteuert werden kann.

Wenn es aber objektiv nicht geht, wie läßt sich erklären, daß es doch immer wieder gelingt?

Ein beliebtes Bild zur Charakterisierung der Tätigkeit des Managers ist das des Kapitäns, genauer gesagt des Wirtschaftskapitäns. Es verharmlost die Aufgabe des Managers m. E. in einer unverantwortlichen Weise. Es suggeriert die prinzipielle Berechenbarkeit und Steuerbarkeit der Prozesse, für welche ein Manager die Verantwortung übernimmt.

Schiffe sind keine selbstorganisierten Systeme, es sind triviale, in ihrem Verhalten vorhersagbare Maschinen (v. Foerster 1988). Und doch kann man in der Praxis auch als Kapitän eines Tankers scheitern, wenn man z. B. nicht damit rechnet, wie lange es dauert, solch ein Ungetüm zu bremsen. Aber im Prinzip hätte die Exxon Valdez nicht auf Grund laufen müssen. Wäre der Kapitän nicht betrunken gewesen, so hätte er sie unter Anwendung ganz normaler Navigationsregeln durch die Untiefen des Prinz William Sound steuern können. Und deswegen muß Exxon jetzt auch einige Milliarden Dollar Schadensersatz an die toten Fische bezahlen.

Die Kapitänsmetapher zur Charakterisierung der Tätigkeit des Managers stammt offensichtlich aus einer Zeit, als die untersuchten Systeme noch dem Ideal der Steuerbarkeit folgten. Tanker tun das ja auch heute noch, Unternehmen haben es schon damals nicht getan. Ich möchte hier eine andere Metapher für die Tätigkeit des Managers vorschlagen, die m. E. den Konzepten der Selbstorganisation und der Dynamik nichtvorhersagbarer Systeme besser gerecht wird.

Der Manager muß arbeiten wie der Dirigent eines Orchesters oder der Coach einer Fußballmannschaft. Er kann weder selbst alle Instrumente spielen noch alle Tore schießen. Wie das Orchester und wie die Fußballmannschaft spielen, liegt außerhalb der Kontrolle des Dirigenten oder Trainers.

Wie antwortete der erste Geiger der Berliner Philharmoniker einst auf die Frage, was Karajan denn dirigiert habe?

„Was er dirigiert hat, kann ich nicht sagen, ich weiß nur, was wir gespielt haben."

Im Idealfall spielen Fußballmannschaften und das Orchester auch dann noch erfolgreich, wenn der Trainer mit Meniskusschaden in der Kabine liegt oder jemand dem Dirigenten seinen Stab gestohlen hat. Daß dies unterschiedlichen Dirigenten und Trainern in unterschiedlichem Maße gelingt, ist allgemein bekannt. Franz Beckenbauer hätte wahrscheinlich eine ganz gute Chance, eine Auswahl der Berliner Philharmoniker ins Endspiel der Fußballweltmeisterschaft zu bringen, so wie Berti Vogts ja auch die deutsche

Fußballnationalmannschaft dazu gebracht hat, ganz passabel die Nationalhymne zu singen.

Lassen Sie uns zur Untersuchung der Erfolgsgeheimnisse systemischen Managements die Fußballmetapher ein wenig weiter verfolgen. Sie erscheint passender als die der Philharmoniker. Schließlich haben die Musiker nur einen Kontrahenten, den Komponisten, und der ist meist schon lange tot. Sie müssen ihr Verhalten zwar auch koordinieren, aber die Umwelt, auf die sie sich einstellen müssen, – die Partitur – ändert sich nicht.

Die Fußballer dagegen, elf autonome, nichtberechenbare Systeme, müssen sich in einer feindlichen Umwelt behaupten, in der sie nicht einzelne Passagen üben und üben und wieder üben können. Das Verhalten ihrer Umwelt ist nicht vorhersehbar. Diejenige Mannschaft wird gewinnen, deren Mitgliedern es gelingt, ihr Verhalten aktuell besser und schneller zu koordinieren. Es sind Spielzüge, d. h. organisierte Ganzheiten des synchronen und diachronen Verhaltens mehrerer Spieler, die zum Erfolg, zum Treffer, führen. Da keiner der Spieler per Fernsteuerung funktioniert, darf das Fußballspielen wohl als ein Beispiel sozialer Selbstorganisation angesehen werden.

Komplexe Handlungsabläufe einer größeren Zahl von Akteuren, ihr paralleles und sequentielles Operieren, werden situationsabhängig aufeinander abgestimmt und variiert. Es gibt keinen Regisseur oder Programmierer, der allen Mitspielern sagt, was sie in welcher Sekunde zu tun haben, sondern jeder entscheidet autonom über sein Verhalten. Strukturen werden blitzschnell auf- und auch wieder abgebaut, und dennoch – oder gerade deshalb – entstehen immer wieder hochfunktionelle Verhaltensmuster. Oder auch nicht! – Denn auch das Entstehen dysfunktioneller Strukturen ist natürlich ein Selbstorganisationsphänomen – nur um idealisierenden Ideen über Selbstorganisation vorzubeugen.

Um den Erfolg wahrscheinlich zu machen, bedarf es nicht nur klarer Beobachtungs- und Verantwortungsbereiche – der eine „deckt" den Raum, der andere den Mann –, sondern auch einer hohen Rollenflexibilität: Verteidiger sind offensiv und schießen Tore, während Stürmer – wie es so schön heißt – in letzter Minute mit dem Kopf auf der Torlinie „retten".

Eine weitere Erfolgsbedingung ist eine ungemein schnelle Kommunikation: Mit Hilfe von Aktenvermerken und Memos ist noch kein Stürmerstar auf den Weg zum Tor geschickt worden. Solch eine Kommunikation ohne große Zeitverluste ist nur dann möglich, wenn auf der Ebene der individuellen Wirklichkeitskonstruktionen der einzelnen Spieler ein hohes Maß an Abstimmung der Bezugsrahmen erreicht wird. Spieler, die über Jahre miteinander auf dem Spielfeld gestanden haben, teilen nicht nur viele gemeinsame Erfahrungen, sondern auch ein gemeinsames Bild der unmittelbaren Zukunft. Sie haben eine große Zahl ähnlicher Konstellationen im wahrsten Sinne des Wortes durchgespielt und kennen ihre gegenseitigen Vorlieben und Neigungen, Stärken und Schwächen. Sie wissen vielleicht nicht, wie ihr Nebenmann denkt, sie ahnen aber, wie er sich in den nächsten Sekunden verhalten wird. *Ohne das – kein Doppelpaß.* Sie sind in der Lage, auch ohne zu kommunizieren, mit hoher Trefferquote die wahrscheinlichen Aktionen und Reaktionen des anderen vorherzusagen. Sie können darauf vertrauen, daß ihre Erwartungen aneinander zu einem hohen Prozentsatz erfüllt werden.

Dies reduziert die Komplexität der Situation auf ein handhabbares Maß. Schnelles, situationsgerechtes Handeln der Mannschaft als Ganzes wird möglich. Voraussetzung dafür ist eine hinreichend lange, gemeinsame Geschichte und die Entwicklung eines funktionierenden Systems direkter Kommunikation und gemeinsamer Sinnstiftung.

Theoretisch gesprochen: Die betroffenen Individuen müssen einen Prozeß der Koevolution bzw. Koontogenese durchlaufen, bei dem jeder für den anderen die Umwelt bildet und jeder sich so weit an den anderen anpaßt, daß die Kommunikation nur noch geringer Signale bedarf, um gegenseitiges Verstehen zu gewährleisten (vgl. Bateson 1979, Maturana 1982).

Aber das reicht noch nicht: Es gibt schließlich auch eingespielte Teams, die sich in ihrer Mittelmäßigkeit stabilisieren. Jeder weiß, daß seine Mitspieler auch nicht viel mehr zu bieten haben als er selbst. Niemand erwartet irgendeine neue oder anregende Idee von seinen Kollegen, jeder respektiert den anderen in seiner selbstbestimmten und selbstzufriedenen Kleinkariertheit – ohne jeden Leidensdruck. Der Höhepunkt der gemeinschaftlichen Leistung besteht dann darin, sich über den Abstieg in die Kreisklasse durch die Organisation der nächsten Geburtstagsfeier hinwegzutrösten.

Und dann gibt es da diese All-Star-Teams, in denen jeder befürchtet, daß seine Mitspieler individuell eine bessere Figur abgeben könnten als er selbst. Deshalb verwendet jeder – mit bitterer Mine – alle Kraft darauf, den Erfolg seiner Mitspieler zu verhindern. Solche Scheiter-Szenarien machen deutlich, daß Selbstorganisation sowie gelungene Kommunikation nicht selbstverständlich Spitzenleistungen garantieren. Es hängt stets davon ab, wie die gegenseitige Beobachtung organisiert ist und ob ihr Resultat eher eine mannschaftsdienliche oder -schädliche Form des Umgangs miteinander ist, ob dadurch Erfolgsmöglichkeiten eröffnet oder verschlossen werden.

Hier kommt der Trainer und analog der Manager ins Spiel. Er kann sich in die geschilderten Selbstorganisationsprozesse in einer Art und Weise einmischen, die den Erfolg wahrscheinlicher macht. Sie alle kennen Mannschaften, die durch einen Trainerwechsel vom letzten Tabellenplatz im Sturmlauf die Meisterschaft erringen. Oder nehmen sie das traurige Beispiel der Eintracht Frankfurt: vor kurzer Zeit noch Fast-Meister, und dann im Sturzflug in die zweite Liga. Eine geniale Leistung von Trainer und Management (das sogenannte „Heynckes-Syndrom").

Der Trainerwechsel ist normalerweise das Heilmittel für solch ein Scheitern. Und ab und zu scheint es ja auch zu wirken. Der Unterschied zwischen Erfolg und Mißerfolg liegt meist nicht so sehr in der personellen Zusammensetzung der Mannschaft, sondern in irgendeiner Funktion, die durch den neuen Trainer anders ausgefüllt wird. Unternehmen, Bereiche oder Abteilungen wie auch Fußballmannschaften entwickeln ihre Strukturen dadurch, daß Beobachter sich gegenseitig beim Beobachten beobachten und über ihre Beobachtungen kommunizieren. Je nachdem, was wie beobachtet wird und wie was kommuniziert wird, verändern sich soziale Strukturen.

DAS MANAGEMENT VON BEOBACHTUNG

Hier eröffnen systemische und konstruktivistische Modelle andere Sichtweisen, die zu alternativen Kommunikations- und Organisationsformen führen können. Die für die Praxis des Managements wichtigste Einsicht des Konstruktivismus dürfte sein, daß die Qualität von Wirklichkeitskonstruktionen nicht nach ihrer Wahrheit oder Falschheit zu beurteilen ist, sondern danach, ob sie einerseits zu den jeweils beschriebenen Phänomenen passen, und andererseits, ob sie für denjenigen, der sie verwendet, nützlich oder schädlich sind.

Wie ein Manager seine Wirklichkeit konstruiert, ist daher ein zentraler Bestandteil seines Führungsinstrumentariums. Es bestimmt, wie er mit seinen Kollegen und Mitarbeitern kommuniziert. Daher trägt es entscheidend dazu bei, wie sich die Firma organisiert. Solch ein machtvolles Interventionsinstrumentarium unreflektiert zu verwenden, ohne zu überprüfen, ob es nützlich oder schädlich ist, scheint mir wenig verantwortlich.

Werfen wir also einen Blick darauf, was Beobachter ganz generell tun, um zu sehen, welche Optionen sich daraus für ein systemisches Management ergeben.

Jeder Beobachter ist zunächst immer erst einmal mit irgendwelchen Phänomenen konfrontiert, die er zu *unterscheiden* und zu *beschreiben* hat. Bereits hier steht er vor der Notwendigkeit, eine Auswahl vorzunehmen und bestimmte Wahrnehmungen zu benennen, als „Schnittstellen-" oder „Nahtstellenprobleme" zum Beispiel.

Durch vollzogene Unterscheidungen und Benennungen werden immer andere ausgeblendet und vernachlässigt. Bereits hier stellt sich die Frage, welche Beschreibung für seine Zwecke die nützlichste ist.

Doch damit sind die Wahlmöglichkeiten des Beobachters noch nicht erschöpft: Er muß die von ihm beschriebenen Phänomene bewerten, wenn er aus ihnen Handlungsanleitungen gewinnen will. Je nachdem, ob solch eine Bewertung positiv oder negativ ausfällt, werden ihm andere Maßnahmen als sinnvoll erscheinen.

Und als drittes muß er Erklärungen konstruieren, wenn er sich in die Prozesse des Entstehens oder der Beseitigung der von ihm beschriebenen und bewerteten Phänomene einmischen will. Er muß eine Hypothese oder Theorie darüber entwickeln, wie ein bestimmtes erwünschtes oder befürchtetes Resultat herbeigeführt oder vermieden werden kann.

Nur wenn er solch eine Erklärung konstruiert, kann er selbst zielgerichtet tätig werden oder andere veranlassen, das Nötige zu tun und das Schädliche zu lassen.

Es bieten sich also – unabhängig davon, ob man systemische Modelle verwendet – vielfältige Möglichkeiten, Beobachtung und

Wirklichkeitskonstruktion unterschiedlich zu strukturieren. Aus systemischer Sicht erscheinen viele der im Unternehmensalltag selbstverständlich verwendeten Weltbilder fragwürdig und wenig nützlich, da sie ihre Aufmerksamkeit nicht auf die für das Funktionieren komplexer Systeme relevanten Phänomene richten.

Nehmen wir als Beispiel die auch unter Leuten, die schon etwas über Systemtheorie gehört haben, weitverbreitete Vorstellung, ein Unternehmen bestünde aus Menschen. Das Unternehmen ist das System, die Beschäftigten sind die Elemente. Die Struktur des Unternehmens ist dann im Organigramm abzulesen, und die Informations- und Dienstwege sind dementsprechend vorgezeichnet. Es gibt Rollen- und Arbeitsplatzbeschreibungen, die festlegen, welche Tätigkeit von wem, an welcher Stelle des Organisationsplanes, erwartet wird. Und die Tätigkeiten werden diesem Schema entsprechend höher oder niedriger bewertet. Zu der einen Rolle gehören hoch bewertete und hoch bezahlte Tätigkeiten, zu der anderen niedrig bewertete und niedrig bezahlte Tätigkeiten. Das Vorstandsmitglied schreibt seine Briefe nicht selbst, und die Schreibkraft geht nicht zu Arbeitsessen.

Weit sinnvoller – nicht nur theoretisch, sondern auch praktisch – ist eine andere System-Element-Unterscheidung: Wenn wir das Unternehmen als ein Interaktions- und Kommunikationssystem betrachten, so sind Interaktionen und Kommunikationen die Elemente des Systems.

Etwas weniger theoretisch ausgedrückt: Wenn wir die Gesamtheit der *Verhaltensweisen*, ihre Ordnung oder Unordnung, d.h. die spezifische *Organisation* der Operationen und Prozesse, die von den Mitarbeitern eines Unternehmens vollzogen werden, als das System betrachten und die einzelnen Verhaltensweisen und Handlungen als ihre Elemente, so kommen wir zu einem ganz anderen Verständnis der Struktur von Unternehmen. Sie ist dann natürlich nicht mehr an Organigrammen ablesbar, sondern an den Mustern der tatsächlichen – mit der Betonung auf „Tat" – Abläufe und Interaktionen innerhalb des Unternehmens (vgl. ausführlich Simon et al. 1992).

Um dies zu veranschaulichen, wieder eine Spielmetapher: Die Elemente einer Schachpartie sind die verschiedenen Spielzüge, und ihre Struktur ist durch die zeitliche Anordnung der verschiedenen Schachzüge bestimmt. Die beiden Spieler, die diese Züge ausführen, sind aber selbst keine Bestandteile des Spiels.

Schaut man sich in einem Unternehmen ganz konkret an, wer was wann tut und wie die Handlungen der unterschiedlichen Mitarbeiter in der Zeitschiene – d. h. gleichzeitig und ungleichzeitig – aufeinander bezogen und angeordnet sind, so erscheinen die meisten Organisationsformen von Unternehmen weit weniger rational, als es die Scheinlogik der meisten Organigramme suggeriert. Wenn die Optimierung eines Handlungsablaufes, eines Prozesses, gewährleistet werden soll, so hängen Erfolg wie Mißerfolg davon ab, wie gut oder schlecht die Koordination der einzelnen Elemente solcher Prozesse gelingt. Die Zuweisung der Verantwortung für die Realisierung einzelner Elemente dieses Prozesses, also für Einzelaufgaben, zu unterschiedlichen Rollen oder Rollenträgern gewährleistet vielleicht, daß jede der nötigen Operationen überhaupt vollzogen wird, nicht jedoch, daß sie ökonomisch sinnvoll und erfolgversprechend vollzogen wird.

Nehmen wir zur Illustration wieder das Beispiel Fußball: Wenn der frei vor dem Tor stehende Verteidiger mit einer Traumflanke des Liberos angespielt wird, dann ist es zumindest schneller, wenn er selbst auf das Tor schießt, als wenn er darauf wartet, daß der offiziell zuständige Stürmer seiner Rolle gerecht wird, sich aus dem Mittelfeld in Richtung Torlinie bewegt, den Ball übernimmt und gnädig versucht, ein Tor zu schießen. Ich überlasse es dem fußballerischen Urteil des Lesers, wie groß die Meisterschaftschancen einer Mannschaft wären, deren Aktionen so koordiniert würden. Doch dies ist das Prinzip, nach dem die meisten Organisationen funktionieren, je größer die Bürokratisierung, um so stärker. Der Gesamtprozeß wird in kleine Untereinheiten zerhackt und der Verantwortung einzelner Spezialisten unterstellt. Gegeneinander abgegrenzte Funktionen werden unterschiedlichen Funktionsträgern zugewiesen, unabhängig davon, ob die von den verschiedenen Funktionsträgern vollzogenen Handlungen sich so zu einer wohlgeordneten und flüssigen Sequenz zusammenfügen.

Wissen und die Notwendigkeit zu ent-lernen

Die Feststellung Paul Watzlawicks, nach der häufig die vermeintliche Lösung das Problem erzeugt (Watzlawick et al. 1974, S. 51 ff.), kann hier ergänzt werden: Organisationen sind immer schematisierte Lösungsstrategien, geronnenes Wissen darüber, wie Verhaltensweisen koordiniert werden können.

Wissen heißt aber immer, daß der Möglichkeitssinn Schaden nimmt. Was die meisten Organisationen wissen, ist, daß sich das Verhalten mehrerer Menschen durch Ausbildung einer Hierarchie koordinieren läßt. Im günstigsten Fall wird bei den damit verbundenen Verfahrensweisen nur viel Zeit verloren, im ungünstigsten Fall entstehen hohe Kosten, weil überflüssige oder gar schädliche Prozesse ablaufen bzw. andere, nötige oder nützliche, gar nicht erst zustande kommen. Doch solange das hinreichend gut funktioniert, das heißt, solange es keinen Leidensdruck gibt, gibt es auch keinen Veränderungsbedarf. Einen Fernsehapparat, der funktioniert, repariert man ja auch nicht.

Wenn das aber *nicht* mehr der Fall ist, dann muß die Organisation erst einmal ent-lernen. Das heißt, sie muß auf alte Lösungen des Koordinationsproblems verzichten, Unsicherheit riskieren und der Angst vor Veränderung den Möglichkeitssinn entgegenstellen.

Lassen Sie uns noch einmal zum Fußball zurückkommen. Die Darstellung der Rollenaufteilung zwischen Stürmer und Verteidiger war natürlich karikiert. Sie sollte deutlich machen, daß es für den Erfolg der Mannschaft egal ist, wer die Tore schießt, Hauptsache, sie werden überhaupt geschossen. Und manche Chancen sind eben nur dann zu nutzen, wenn sie derjenige nutzt, der sie hat, unabhängig davon, ob dies seiner Arbeitsplatzbeschreibung entspricht oder nicht.

Die traditionelle Form, mit deren Hilfe solche Koordinationen sichergestellt werden sollen, ist die Etablierung hierarchischer Rollenschemata. Solche Strukturen basieren auf der Prämisse, daß derjenige, der in der Hierarchie am weitesten oben steht, den größten Überblick hat. Er wird im Vergleich zu denen da unten als ein privilegierter Beobachter angesehen, der im Idealfall über alle wichtigen Informationen verfügt.

Früher, als die Heerführer noch auf Feldherrnhügeln standen, mag das ja der Fall gewesen sein. Aus seiner erhöhten Stellung sah der Kriegsherr das gesamte Schlachtfeld. Wenn eine Flanke bedroht war, konnte er den ums Überleben kämpfenden Fußsoldaten die Kavallerie zur Unterstützung schicken. Er war so etwas wie der außenstehende, objektive Beobachter, der Schachspieler, der von höherer Warte aus seine Strategie und Taktik entwickeln konnte, die „sichtbare Hand", welche die Verhaltensweisen aller Figuren koordinierte.

Dieses Bild von Führung ist aber an zwei grundlegende Vorannahmen gebunden, die aus systemischer Sicht nicht haltbar sind. Als erstes ist hier die Idee der vollständigen Information zu nennen: Nur wer alles weiß, kann objektiv richtige Entscheidungen treffen.

Konstruktivismus und Systemtheorie zeigen uns aber ziemlich deutlich, daß die Idee, man könne alle Informationen über ein solch komplexes System wie ein Unternehmen oder einen Markt haben, irrig ist. Der Schachspieler verfügt über die vollständige Information. Er sieht alle Figuren und ihre Stellung zueinander. Aus dieser Beobachtungsperspektive kann er kühl rechnend seine Entscheidungen treffen und seine Spielzüge strategisch planen.

Der Manager hingegen steht nicht außerhalb des Spielfeldes, und er sieht weder all die anderen Figuren, die mit ihm auf dem Feld stehen, noch weiß er, welche Schachzüge möglich sind, ja, er kann nicht einmal sicher sein, daß am nächsten Tag noch dieselben Spielregeln gelten. Wo Information nicht objektiv, sondern konstruiert ist und wo das Konstruieren von Wirklichkeit innerhalb eines Systems selbst ein Element des Systems ist, kann aufgrund der Selbstbezüglichkeit derartiger Prozesse von keinem der Beteiligten alles gewußt werden. Der Manager muß also mit Ungewißheit, Unvorhersagbarkeit und Risiko umgehen, im besten Fall mit Wahrscheinlichkeiten, im ungünstigsten Fall mit vollkommener Zufälligkeit. Und dem entgeht er durch keine „Management-by"-Methode, so wissenschaftlich sie sich auch gebärden mag.

Die zweite Vorannahme, die dem Feldherrnhügel- oder Schachspieler-Modell der Führung zugrunde liegt und die – systemisch betrachtet – irrig ist, besteht darin, das Verhalten von Menschen sei längerfristig berechen- und kontrollierbar.

Nehmen wir die systemischen Theorien ernst, nach denen Menschen autonom sind und ihr Verhalten mehr von ihren inneren Strukturen als von äußeren Ereignissen bestimmt wird, dann ist Berechenbarkeit einfach nicht auf Dauer zu erwarten. Das Bild der kontrollierbaren Organisation, in welcher der oberste Befehlshaber alles „im Griff" hat, setzt voraus, daß die Mitarbeiter ihre Autonomie nicht nutzen.

Es ist bedenklich, daß ein großer Teil der Terminologie, mit deren Hilfe Organisationen beschrieben werden, aus Kirche und Militär stammt. Es könnte gut sein, daß sich so deren Ideal der kontrollierten Organisation klammheimlich auch beim Management einschleicht. Doch um solch eine Berechenbarkeit zu gewährleisten, bedarf es militärischen Drills oder kirchlicher Ordensregeln. Nur auf der Basis blinden Gehorsams läßt sich die Organisation dem Ideal der trivialen, berechenbaren Maschine annähern. Die in der Hierarchie jeweils niedriger Gestellten haben im Zweifel auf ihre Autonomie zu verzichten, das heißt, sie müssen so tun, als ob sie berechenbar wären. Sie dürfen ihre Ressourcen nicht nutzen, keine Eigeninitiative und vor allem keine Kreativität entwickeln.

Um sie für den Verzicht auf die Nutzung ihres eigenen Potentials zu motivieren, verspricht man ihnen in der Kirche das ewige Leben, beim Militär droht man für den Fall der Befehlsverweigerung mit der Incentive-Reise ins Jenseits – zumindest im Kriegsfall. Da man als Führungskraft heutzutage über wenige derart subtile Motivationsinstrumente verfügt, erscheint es nützlicher, nicht nur von vornherein mit der Autonomie seiner Mitarbeiter zu rechnen, sondern sie als Ressource zu betrachten.

Zusammenfassend läßt sich aus systemischer Sicht über Kontrollstrukturen sagen, daß sie wahrscheinlich nur deswegen immer noch zu finden sind, weil sie *nicht* funktionieren. Es ist die unkontrolliert und selbstorganisiert entstandene Struktur tatsächlicher Kommunikationen und alltäglicher Abläufe, die das Überleben des Unternehmens sicherstellt.

PROZESSORIENTIERUNG

Was ist nun die aus all dem zu ziehende Konsequenz? Als erstes sei hier die Abkehr von der Personen- oder Rollenzentrierung hin zur Prozeßorientierung genannt. Im Mittelpunkt der Aufmerksamkeit muß die Koordination von Abläufen stehen, die Parallelisierung und Sequenzierung von Prozessen. Das geht aber nur, wenn die Modalitäten der Beobachtung dieser Prozesse verändert werden. Jeder Hierarch ist als Beobachter und Koordinator viel zu weit vom aktuellen Geschehen entfernt, um solch einer Funktion auch nur annähernd gerecht werden zu können.

Die Verantwortung für die Strukturierung und Optimierung von Prozessen muß daher dort angesiedelt werden, wo diese zum einen konkret und direkt beobachtbar und zum anderen veränderbar sind. Und das ist nur in den seltensten Fällen die Ebene irgendeines Individuums, einer einzelnen Person, sondern fast immer einer Gruppe von Leuten. Denn es sind ja im allgemeinen mehrere Personen, deren Kooperation organisiert und gesichert werden muß. Viele der Ideen, die sich mit Begriffen wie „Projektmanagement", „Profitcenter", „Gruppenarbeit", „Reengineering" oder auch „Schnittstellenorganisation" verbinden, gehen in diese Richtung.

Die Gruppe als Beobachter entwickelt zwangsläufig eine andere Perspektive als jeder einzelne. Sie kann in der direkten Kommunikation der Teilnehmer Beschreibungen, Bewertungen und Erklärungen liefern, die über die Beoachtungs- und Interessensphäre des individuellen Mitarbeiters hinausgehen. Und im Idealfall kann sie Ideen entwickeln, deren innovatives Potential und Kreativität das der einzelnen Mitglieder weit übertrifft.

Die große Chance der Gruppe als Beobachter ist aber, daß sie die Komplexität der verschiedenen relevanten Umwelten besser abbilden kann. Sie führt Unschärfe – „Fuzzy logic" – ein, wo der einzelne zur Entweder-oder-Vereinfachung der zweiwertigen Logik tendieren würde. Unterschiedliche Mitglieder stehen für unterschiedliche Aspekte und Kräfte innerhalb und außerhalb des Unternehmens. Aus der ja immer nur scheinbar klaren Richtig-falsch-Alternative werden Kosten-Nutzen-Schätzungen, in die vielfältige Bewertungsebenen eingehen können. Die gegensätzlichen Tendenzen, Ambivalenzen und Interessenkonflikte, mit denen jedes System konfrontiert ist und die es zu balancieren hat, sind in einer Gruppe gut beobachtbar. Das Austragen von Konflikten kann so zu einer nützlichen Ressource werden, welche schreckliche Vereinfachungen verhindert und zu passenderen Lösungen führt.

Die Macht des Hierarchen verschiebt sich bei solch einer Verteilung von Verantwortung von der Inhalts- zur Beziehungsebene. Das führt uns wieder zur Metapher des Trainers oder Coaches, der seinen Einfluß dadurch gewinnt, daß er die Beobachtung zentriert und den Kommunikationsstil beeinflußt. Er hat so einen entscheidenden Einfluß darauf, ob aus seinem Verantwortungsbereich ein Land des Lächelns wird oder ein Land des Röchelns.

Ein wichtiges Führungsinstrument des Managers liegt darin, wie er sich in die Auswahl und Zusammenstellung des Personals einmischt. Er oder sie benötigt dazu die Fähigkeiten der leider in unseren Breiten immer weniger anzutreffenden Kupplerinnen. Sie oder er hat nicht nur auf individuelle Qualitäten zu achten, sondern vor allem auf das Zusammenpassen der Mitarbeiter. Sie müssen ähnlich genug sein, um sich miteinander verständigen zu können, und sie müssen unterschiedlich genug sein, um sich in der Kooperation gegenseitig aufreizen und schließlich befruchten zu können. Nur dann kommt etwas dabei heraus, was Hand und Fuß hat.

Auf der anderen Seite dürfen die Mitarbeiter nicht *so* zueinander passen, daß sie sich in ihren Sichtweisen und Bewertungen nur noch bestätigen und nicht mehr stören oder beunruhigen. Sie müssen inhaltliche Konflikte austragen können, ohne die Ausgrenzung befürchten zu müssen. Das grundlegende Problem, mit dem der Manager dabei – systemtheoretisch gesehen – konfrontiert ist, besteht in dem prinzipiellen Interessenkonflikt zwischen dem Unternehmen als System und dem einzelnen Mitarbeiter als System.

Der Konflikt zwischen Mitarbeiter und Unternehmen

Die Definition, daß soziale Systeme, also auch Unternehmen, aus Interaktionen und Kommunikationen bestehen, führt uns die Beziehung zwischen dem Unternehmen und seinen Mitarbeitern vor Augen.

Um nicht abhängig zu werden, muß das Unternehmen ein vitales Interesse daran haben, daß jeder einzelne Mitarbeiter in seiner Funktion austauschbar bleibt. Es muß dafür sorgen, daß die Aufrechterhaltung aller überlebenswichtigen Prozesse gesichert ist, unabhängig davon, ob der Mitarbeiter X oder Y vom Auto überfahren wird, in die Südsee emigriert oder vom Hauptkonkurrenten abgeworben wird. Das heißt, es muß dafür sorgen, daß es stets mehrere Lieferanten für das jeweils benötigte Verhalten gibt.

Und auf der anderen Seite muß es dafür sorgen, daß die Mitarbeiter möglichst fest an das Unternehmen gebunden sind, sich mit seinen Zielen identifizieren, keine alternativen Optionen haben. Nur so kann es sich ihrer Leistungen sicher sein und sie möglichst kostengünstig nutzen.

Das analoge Prinzip gilt für jeden einzelnen Mitarbeiter. Will er sein individuelles wirtschaftliches Überleben absichern, so muß er verhindern, daß er selbst vom Unternehmen abhängig wird, und versuchen, das Unternehmen von sich abhängig zu machen. Dies kann ihm nur gelingen, wenn er zwischen den potentiellen Abnehmern seiner Leistungen wählen kann. Je austauschbarer für ihn die Unternehmen sind, die an seiner Arbeit interessiert sind, und je weniger er selbst für sein Unternehmen austauschbar ist, desto höher ist nicht nur sein Marktwert, sondern auch seine persönliche Unabhängigkeit.

Wenn er schlau ist, dann vermeidet er daher, sich zu sehr mit seinem Unternehmen zu identifizieren und dessen Ziele zu seinen eigenen zu machen. Will er sich sicher fühlen, so muß er dafür sorgen, daß er selbst dagegen möglichst unersetzbar und nichtaustauschbar für das Unternehmen wird und bleibt.

Die Kunst des systemischen Managements besteht darin, diesen scheinbar unüberwindlichen Konflikt zwischen Sicherheit und Unabhängigkeit in einer Weise zu lösen, daß aus dem Entweder–Oder ein Sowohl-als-Auch wird.

Mir erscheint die Familie bzw. der Familienbetrieb als ein gutes Modell der Aufhebung dieses Konfliktes. Als jemand, der über die Erforschung und Behandlung von Familien zur Organisationsberatung gekommen ist, habe ich mich zwangsläufig ein wenig mit den Gemeinsamkeiten und Unterschieden zwischen Familien und Organisationen beschäftigen müssen.

Das wichtigste Merkmal von Familien erscheint mir dabei, daß in ihr die *Personen* konstant bleiben. Ihre Zugehörigkeit zur Familie ist keine Frage der freien Entscheidung. Die Beziehung zwischen Eltern und Kindern ist unkündbar, auch wenn sich die Muster der Interaktionen und Kommunikationen im Laufe des familiären Lebenszyklus radikal verändern mögen. Die Verhaltensmuster und Prozesse, welche das physische und ökonomische Überleben der Familie gewährleisten, sind extrem flexibel. Jeder kann im Prinzip zum Ernährer aller anderen werden, Väter können die Mutterrolle und Mütter die Vaterrolle übernehmen, Kinder die Eltern versorgen, so wie Eltern Kinder versorgen. Im Blick auf die jeweils ausgeübten Funktionen besteht – zumindest theoretisch – eine hohe Austauschbarkeit.

In Unternehmen und Institutionen finden wir genau entgegengesetzte Verhältnisse. Hier sind die Personen austauschbar, während die Beziehungsmuster zwischen den von ihnen ausgefüllten Rollen relativ konstant sind. In Familienbetrieben treffen diese beiden Organisationsformen zusammen. Es ist ein außerordentlich erfolgreiches Firmenmodell. Nicht umsonst ist es die weltweit wahrscheinlich am weitesten verbreitete Unternehmensform, vom China-Restaurant bis zur Mafia.

Ihr Erfolgsgeheimnis ist m. E., daß in ihnen der oben beschriebene Konflikt zwischen den Absicherungsbedürfnissen des Unternehmens und des einzelnen Mitarbeiters aufgehoben ist. Die große innerfamiliäre Rollenflexibilität sorgt für die Austauschbarkeit jedes einzelnen innerhalb der das Unternehmen formenden Prozesse. Und die Nichtaustauschbarkeit jedes einzelnen in seiner Eigenschaft als Familienmitglied sorgt für die individuelle Sicherheit auf der Beziehungsebene. Hinzu kommt, daß die Mitglieder einer Familie ihren individuellen und kollektiven Leistungsbewertungs- und Bilanzierungssystemen andere Maßstäbe zugrunde legen als in familienfremden Firmen. Die Entlohnung für erbrachte Leistungen wird nicht unmittelbar eingeklagt, individuelle Kosten-Nutzen-Rechnungen beziehen sich nicht nur auf das Hier und Jetzt, sondern orientieren sich an einem viel weiteren Zeithorizont, der manchmal über Generationen reicht. Die Trennung zwischen Subjekt und Objekt der Ausbeutung wird hinfällig, Ausbeutung wird zur Selbstausbeutung, aus dem Entweder-Oder des dargestellten Interessenkonflikts ist ein Sowohl-als-Auch geworden.

Mit solchen Bedingungen kann keine andere Unternehmensform konkurrieren. Daß Familienunternehmen trotzdem gelegentlich scheitern, dürfte nicht so sehr daran liegen, daß sie keine neuen und professionellen Managementmethoden einführen, sondern daß sie nicht mehr als Familien funktionieren. Wenn der Frust größer ist als die Lust, dann lassen sich die geschilderten Vorteile nicht mehr nutzen.

Erfolgsgeheimnisse

Wie kann man solche Überlegungen, die zunächst erst einmal nur gut zum Betreiben eines Tante-Emma-Ladens sein mögen, auf die Organisation größerer Unternehmen oder Institutionen übertragen?

Als erstes ist es wichtig, im Gedächtnis zu behalten, daß man Systeme nicht küssen kann. Um aus abstrakten Konzepten konkrete Operationen und Prozesse zu machen, bedarf es realer Menschen aus

Fleisch und Blut. Ihre physische und psychische Ausstattung ist ein Aspekt der Umwelt eines jeden Unternehmens, mit dem gerechnet werden muß. Wenn es aber so ist, daß Menschen unter bestimmten kommunikativen Bedingungen – ich will sie hier einmal familiär im positiven Sinne nennen – besondere Fähigkeiten zeigen und Leistungen erbringen, dann empfiehlt es sich, für diese Bedingungen zu sorgen.

Die Aufteilung in organisatorische Untereinheiten, in denen auf der Beziehungsebene die Zugehörigkeit und Nichtaustauschbarkeit gesichert ist, während gleichzeitig die Austauschbarkeit auf der inhaltlichen Ebene der ausgeübten Funktionen und vollzogenen Operationen gewährleistet ist, scheint hier das optimale Modell. Solche Einheiten müssen groß genug und in ihrem Leistungsprofil variabel genug sein, um komplexere Aufgaben erfüllen zu können, aber klein genug, um die Schnelligkeit und Unkompliziertheit der direkten Face-to-face-Kommunikation nutzen zu können.

Langfristig dürfte dies logischerweise zur Auflockerung der hierarchischen Strukturen größerer Unternehmen führen. Während vorher die einzelnen Subsysteme *fest* miteinander verkoppelt waren, entstehen nun kleine, autonome und selbstorganisierte Einheiten, die sich zeitweise, aufgabenbezogen lose koppeln. Auch wenn ich mir der Gefahren der Verwendung von Familienmetaphern zur Beschreibung von Unternehmen bewußt bin, will ich versuchen, die Kunst des systemischen Managements durch eine Familienanalogie zu charakterisieren: Management kann mit Erziehung verglichen werden.

Genausowenig wie Eltern die Kontrolle darüber haben, was ihre Kinder tun, – sie schaffen es ja nicht einmal, Spinat an unmündige Kleinkinder zu verfüttern – hat das Management die Kontrolle darüber, was ein Unternehmen, eine Abteilung oder irgendein Mitarbeiter tut. Beide sind in der Situation, daß ihnen die Verantwortung für etwas zugeschrieben wird, was sie objektiv nicht steuern können.

Untersucht man den Erziehungsstil der Eltern *erfolgreicher Kinder*, so scheint es ihnen gelungen zu sein, den Kindern ein großes Maß gelassenen Selbstvertrauens sowie Beharrlichkeit und Optimismus zu vermitteln; das Gefühl, die Welt stehe ihnen offen und der Erfolg sei gewiß, wenn sie nur die nötige Mühe auf sich nehmen und auch ein paar Frustrationen durchstehen. Die Kommunikation in der Familie war eher idealisierend, Vorschußlorbeeren wurden verteilt, den

Kindern wurde vermittelt, etwas Besonderes zu sein. Ihnen wurde kommuniziert, daß ihre Größenphantasien vollkommen realistisch sind. Und allein deswegen wurden auch besondere Ansprüche an sie gestellt. Die Aufmerksamkeit wurde eher auf Ressourcen als auf Defizite gerichtet. Dies führte zu Selektionsregeln für das individuelle Verhalten, die eher die mutige Erprobung der eigenen Fähigkeiten als das ängstliche Vermeiden von Fehlern förderten.

In einem ähnlichen Verfahren scheint mir die Zukunft des systemischen Managements zu liegen: in der Etablierung einer Kultur, in welcher die Autonomie selbstorganisierter Systeme als Ressource genutzt statt als Störfaktor unterdrückt wird. Und das Geheimnis erfolgreicher Führung ist die Förderung eines kollektiven Größenwahns. Die Sorge darum, daß er zu groß werden könnte, darf man getrost den Mitbewerbern überlassen.

Führen durch Geschichten

Vor einiger Zeit ist in den USA eine Studie publiziert worden, in der untersucht wurde, welche Art der Kommunikation erfolgreiche geistige, politische oder wirtschaftliche Führer – von Johannes XXIII. bis zu Margaret Thatcher, von Mahatma Gandhi über Churchill zu Martin Luther King – praktiziert haben (Gardner 1995). Der Schluß, zu dem der Autor kommt, ist relativ simpel. All die von ihm untersuchten Persönlichkeiten erzählten und symbolisierten Geschichten, die es vielen Menschen ermöglichten, sich selbst darin wiederzufinden und einzuordnen. Sie übermittelten nicht einzelne Botschaften und Handlungsanweisungen, sondern komplette, sinnstiftende Stories. In ihnen gab es gute und böse Akteure, Feinde und Freunde, hehre Ziele und Abgründe der Gefahr. Und diese Geschichten eröffneten denen, die sie hörten, nicht nur Identifikationsmuster und ein Zugehörigkeitsgefühl zu einer übergeordneten Überlebenseinheit, sondern auch ein dramaturgisches Muster, um Handlungszusammenhänge über einen längeren Zeitverlauf hin zu interpretieren. Sie boten nicht nur eine Beschreibung von Vergangenheit und Zukunft, sondern auch eine Vision vom Ausgang der Geschichte.

Diese Analyse erscheint plausibel, weil sie mit neueren kognitionswissenschaftlichen Erkenntnissen übereinstimmt, daß Menschen generell in Geschichten denken. Geschichten sind offenbar eine höchst ökonomische Art, mit der Komplexität der Welt umzugehen. Sie setzen unterschiedliche Akteure in einer spannenden und daher gut merkbaren Form zueinander in Beziehungen. Charakteristische Interaktions- und Kommunikationsmuster sowie die Dynamik ihrer Beständigkeit und Veränderung werden so für jedermann einfühlbar und kommunizierbar. Vor allem aber stellen sie, wie die Kommunikationsforschung zeigt, die wahrscheinlich wichtigsten Interpretationsrahmen zur Verfügung, die wir Menschen zur Deutung unserer Erfahrungen verwenden.

Jede Führungskraft vermittelt ihren Mitarbeitern das Gefühl, Teil einer bestimmten Geschichte zu sein. Wir sollten also genau reflektieren, welche Art von Geschichten wir – womöglich ohne es zu merken – erzählen, vor allem aber: welche wir inszenieren. Welche Rolle spielen wir selbst darin, welche unsere Mitarbeiter, welche die Umwelt? Ist es ein Drama, in dem es sich lohnt, mitzuspielen? Eine Seifenoper oder ein Krimi, eine Familienserie oder ein Remake von Rambo, ein historischer Roman oder Science-fiction, Rosamunde Pilcher oder Kafka?

Schauen wir uns an, welche Geschichten in unserer Firma, Organisation oder Institution erzählt werden, und wir wissen, wie geführt wird. Wir werden dann vor allem sehen, wo es gravierende Unterschiede zwischen den offiziell erzählten und den vorgelebten Geschichten gibt. Denn von der Konsistenz dieser beiden Ebenen hängt es ab, ob die Führungskräfte und die Geschichten, die sie erzählen, ernst genommen werden und Autorität als Autoren dieser Geschichten gewinnen.

Zu guter Letzt soll all das, was bis hierher ausgeführt wurde, ein wenig relativiert werden. Im vorliegenden Versuch, system- und kommunikationstheoretische Konzepte auf Fragen des Managements anzuwenden, war der Blick stets auf die Ebene der direkten Interaktion und Kommunikation, wie sie in kleineren bis mittelständischen Unternehmen, in Abteilungen, Arbeitsgruppen oder eben auch Fußballmannschaften stattfindet, gerichtet. Die Anwendung auf größere Systeme, auf Großunternehmen und Konzerne, erfordert es, den Maßstab zu verändern. An die Stelle der direkten Mensch-zu-Mensch-Kommunikation tritt die Kommunikation durch die entpersönlichten Medien der Massenkommunikation mit all ihren Eigengesetzlichkeiten. Und an die Stelle der Koordination der

Aktionen von Fußballspielern tritt die Koordination von größeren Organisationseinheiten.

Doch was über die Autonomie sozialer Systeme gesagt wurde, gilt natürlich auch für solche größeren Systeme. Und was über Führung im Kleinen gesagt wurde, gilt auch im Großen. Auch Konzerne und Staaten werden zu einem guten Teil durch die Kommunikation von Geschichten geführt. Nur werden sie halt nicht mehr nur direkt kommuniziert, sondern indirekt mit Hilfe der Medien. Es ist sicher kein Zufall, daß in den USA ein Schauspieler zum Präsidenten gewählt werden konnte. Wer sonst sollte seine Geschichte, die ja immer auch ein Programm ist, überzeugend über den Bildschirm bringen können?

Um eine gewisse Konsistenz in die Erörterungen zu bringen, hier zum Abschluß drei m. E. charakteristische Führungsgeschichten:

Die erste erzählt ein Psychotherapeut, dem vorgeworfen wird, ein Guru zu sein:

> „Wissen sie, was ein Guru ist?" fragt er. „Dazu gibt es eine wahre Geschichte. Eine Gruppe von Leuten ist einen Berg hochgeklettert und hat dort gefeiert. Als die Bergsteiger zurückkehren wollten, war es bereits stockfinster, und sie haben den Weg zurück nicht gefunden. Und einer, der auch nichts gesehen hat, hat die anderen bei der Hand genommen und ging voran. Sie kamen heil unten an. Seitdem war er ein Guru." (Hellinger 1995)

Die zweite Geschichte, irgendwie assoziativ an die erste gebunden, gibt eine Antwort auf die Frage, ob man auch führen kann, ohne es zu merken:

> Ein Mann kommt morgens zu spät zur Arbeit. Sein Chef fragt ihn, welche Entschuldigung er für seine Verspätung habe. Er antwortet: „Ich konnte nicht eher hier sein, ich habe in einer Autoschlange gesteckt." – „Aber", so fragt der Chef etwas indigniert, „warum haben sie denn nicht überholt?" Die Antwort: „Das ging nicht, ich war der erste!"

Und die letzte Geschichte belegt, daß Größenwahn, wenn man es nur richtig anstellt, durchaus realistisch ist (ich habe sie vor etlichen

Jahren in einem Reiseführer gelesen und sie seither merkwürdigerweise nicht vergessen können):

In der Nähe von Chiang Mai, einer alten Königsstadt im Norden Thailands, steht auf einem etwa 1200 m hohen Berg ein Tempel aus dem 14. Jahrhundert (Wat Phra That). „Bis 1934 führte lediglich ein enger und steiler Weg auf diesen Berg, und man brauchte für den Aufstieg mindestens fünf Stunden. Eines Tages verkündete der Mönch Kruba Srivichai, ein hochangesehener und respektierter alter Mann, er werde eine Straße auf den Berg bauen, und diese Straße werde in 172 Tagen fertiggestellt sein. Natürlich war das vollkommen unmöglich. Wie konnte irgend jemand, und noch dazu ein alter Mann ohne Maschinen, Werkzeuge und Geld, sich einbilden, eine Straße durch den Wald und den Fels zu bahnen, und das auch noch in weniger als einem halben Jahr? Aber, ohne Rücksicht darauf, daß die Leute sein Projekt für undurchführbar erklärten, begann er am 9. November 1934 mit der Arbeit am Fuße des Berges. Seine außerordentliche Zuversicht brachte zwanzig Personen dazu, ihm mit ihren einfachen landwirtschaftlichen Geräten bei der Arbeit zu helfen. Am Ende des Tages hatten sie nicht viel geschafft, und die Situation schien hoffnungslos. Aber Kruba ließ nicht zu, daß seine Gefolgsleute verzweifelten. Sein unerschütterliches Vertrauen sorgte dafür, daß sie voller Enthusiasmus weiterarbeiteten. Als diese merkwürdige Geschichte sich verbreitete, passierte etwas Bemerkenswertes: Es kamen Leute. Sie kamen aus Chiang Mai und den umgebenden Dörfern, ja auch aus weit entfernten Gegenden. Zwischen 3 000 und 4 000 Menschen kamen jeden Tag an, um Kruba zu helfen. Diejenigen, die nicht mitarbeiten konnten, bereiteten Essen und Trinken. Schließlich mußte Kruba die Arbeit rationieren. Jedes Dorf durfte nur noch fünf Meter Straße bauen, damit jedes zum Bau beitragen konnte. Ganz so, wie er vorausgesagt hatte, wurde die Straße in 172 Tage fertiggestellt – von Freiwilligen, die ihre bloßen Hände und einfache landwirtschaftliche Gerätschaften nutzten. Sie ist 11 Kilometer lang und mußte kürzlich erweitert werden, damit sie von Bussen benutzt werden kann." (Duncan 1976, S. 314)

11. Die Kunst, nicht zu lernen – Warum Ignoranz eine Tugend ist

PLÄDOYER FÜR EINE GEWISSE AMBIVALENZ GEGENÜBER DEM LERNEN

Lernen kann – wie Rauchen – der Gesundheit schaden. Vor allem aber: Es lohnt sich häufig nicht.

Diese Behauptung widerspricht natürlich dem Selbstverständnis von Pädagogen, Lehrern, Didaktikern, Erziehungswissenschaftlern, Trainern, Eltern und vielen anderen, die einen großen Teil ihres Lebens darüber nachdenken, wie sie anderen Menschen, Kindern wie Erwachsenen, das Lernen ermöglichen oder erleichtern können. Ähnliche Gedanken machen sie sich auch um Organisationen: Wie kann man soziale Systeme, Organisationen, Unternehmen, Institutionen dazu bringen zu lernen? Ist die Schule z. B. ein lernfähiges System?

Aus einer systemtheoretischen Perspektive unterscheidet sich die Frage, wie Menschen lernen, nicht so sehr von der Frage, wie Organisationen lernen. Schüler und Schule lassen sich als selbstorganisierende Systeme betrachten, die sich im Laufe ihrer Geschichte verändern oder eben auch nicht. Es geht aber bei Schule wie Schülern nicht nur um die Frage, wie man sie verändert, sondern wie man sie gezielt verändert.

Ziel der folgenden Überlegungen ist es, die Frage auf den Kopf zu stellen, um ihr damit auf die Füße zu helfen. Sie lautet dann: Wie schaffen es Menschen und – ganz analog – Organisationen, Lernen zu vermeiden? Nicht das Lernen ist das Rätsel, sondern das Nichtlernen: die erfolgreiche Aufrechterhaltung von Ignoranz.

Welches sind zum Beispiel die Mechanismen und Tricks, mit denen wir verhindern, aus Schaden klug zu werden? Gibt es eine heimliche Ökonomie der Unbelehrbarkeit? Auch der Unbelehrbarkeit der Schule oder anderer Organisationen?

Es könnte ja sein, daß Lernen gar nichts Positives ist oder zumindest etwas viel ambivalenter zu Beurteilendes, als es der etwas naive, bildungsbürgerliche Glaube an die Nützlichkeit des Lernens erahnen läßt. Wenn Lernen zum Beispiel zur Verblödung führen sollte und wir nur durch Nichtlernen klug bleiben könnten, sollten wir dann wirklich dem Lernen das Wort reden?

Wie können wir uns vor Lernen schützen, wenn das Erlernte uns Schaden bringt? Und wie können wir diesen Schutz aufgeben, falls es sich doch einmal als sinnvoll erweisen sollte zu lernen?

Die hier angelegte Perspektive ist die des Praktikers, der mit Familien, Organisationen und anderen sozialen Systemen arbeitet, die es geschafft haben, alle möglichen und unmöglichen Formen von Verrücktheit zu entwickeln.

Solche Symptome sind, falls wir sie als erlernt betrachten, ein gutes Beispiel dafür, daß die Frage nach der Vermeidung von Lernen oder nach dem Ver-Lernen aus praktischer Sicht häufig wichtiger ist als die nach dem Lernen. Wie ein Patient sein Symptomverhalten erlernt hat, mag aus wissenschaftlicher oder historischer Sicht interessant sein; Handlungsanweisungen für die Gegenwart oder Zukunft kann man daraus aber nicht unbedingt ableiten. Für den Therapeuten ist daher die Frage viel wichtiger, wie er einen Patienten dazu bringen kann, sein Symptomverhalten wieder zu ent-lernen. Und für Eltern und Erzieher und alle anderen, die an Prophylaxe interessiert sind, ist es wichtig zu wissen, wie man dem Lernen von Symptomen vorbeugen kann.

„Lernen" als Erklärungsprinzip

Wenn wir „Lernen" definieren wollen, empfiehlt es sich, nach den charakteristischen Merkmalen der Unterscheidung zu schauen: Wie unterscheiden wir Lernen von Nichtlernen? Woran merkt man, daß ein Mensch etwas gelernt hat, und woran erkennt man, wenn er es nicht gelernt hat? Und was ist dieses „Es", von dem wir annehmen, daß es erlernt werden kann?

Unsere Alltagssprache verführt zum Gebrauch verdinglichender Metaphern: Sie legt die Idee nahe, beim Lernen hätten wir es mit irgendeinem „Etwas", einem zu lernenden „Stoff" oder Ähnlichem zu tun. Die Gefahr solch sprachlicher Suggestionen ist, daß wir aus ihnen Lehr- und Lernmethoden ableiten: „Wissen" wird wie ein Stoff behandelt, der „eingetrichtert" oder „gesammelt" werden kann. Und wenn das geschehen ist, dann beherrscht man die „Materie". In all diesen Bildern zeigt sich, daß wir Erfahrungen aus der Behandlung materieller Objekte auf ideelle Vorgänge übertragen; die Vorstellung zum Beispiel, etwas, das vorher irgendwo draußen war, müsse nun nach irgendwo drinnen geschafft werden: Wissen, das in Büchern oder sonstwo gelagert war, wird in ein menschliches Hirn transportiert, so wie Stroh in einen Speicher gepackt wird. Was vorher draußen war – der Text eines Gedichtes zum Beispiel –, ist nachher drin: Man hat ihn „intus". Oder das Stroh, das eigentlich draußen sein sollte, ist drinnen: im Kopf.

Eine der stillschweigenden Vorannahmen, die in der Metapher vom „Wissensstoff" transportiert wird, ist die Idee, Wissen könne in einem rein quantitativen Sinne vermehrt werden; so wie man einer Bibliothek immer mehr Bücher hinzufügen kann. Doch die Vermehrung und Verringerung von Wissen – wenn wir diesen Begriff einmal beibehalten –, unterliegt anderen Mechanismen als die materieller Gegenstände. Das zeigt sich beispielsweise am Unterschied zwischen geteiltem Wissen und einer geteilten Torte: Teilt man sein Wissen mit einem anderen Menschen, so hat man dadurch nicht weniger Wissen als vorher. Das Wissen hat sich verdoppelt. Teilt man seine Torte mit ihm, so hat man nur noch die Hälfte.

Besinnen wir uns also auf die Grundlagen des Lernens. Beginnen wir beim Beobachter, der sich eine Meinung darüber bilden soll, ob ein lebendes System (sei es die Ratte im Labyrinth, der Schüler in seiner Klasse, Pawlows Hund im Labor) lernt oder nicht lernt. Er beobachtet das System zu mindestens zwei Zeitpunkten: vor und nach dem Lernen. Zwei Situationen werden verglichen, in denen der Proband unterschiedliche Verhaltensweisen zeigt – oder auch nicht.

Nehmen wir den simpelsten Fall, den Erwerb sogenannten Faktenwissens, zum Beispiel das Lernen der Erdteile und Weltmeere im Erdkundeunterricht. In der ersten Situation wird beobachtet, daß ein Schüler auf die Frage nach den Namen der Kontinente und Ozeane nicht antwortet, in der zweiten nennt er sie: „Afrika, Asien, Europa und Bayern, der Atlantische Ozean, der Pazifik und das Steinhuder Meer" – oder so ähnlich.

(Ich bleibe hier so penibel bei der Beschreibung der Verhaltensebene, um nicht von vornherein die Beschreibung von Phänomenen mit ihrer Erklärung zu vermischen.)

Der Beobachter kann aus seinen direkten Beobachtungen nicht ableiten, warum der Schüler diese verschiedenen Verhaltensweisen zeigt. Er kann lediglich feststellen, daß die beobachtete Person in zwei aufeinanderfolgenden Situationen unterschiedliche Verhaltensweisen realisiert. Entweder sie verhält sich auf eine Weise, die neu ist, oder sie macht etwas nicht mehr, was sie vorher gemacht hat. Bleiben wir bei den Kontinenten: Wenn der Schüler in der ersten Situation, Montag früh im Erdkundeunterricht, die Erdteile trotz Aufforderung nicht nennt, sie aber in der zweiten Situation, eine Woche später, wieder Montag früh, ganz brav aufsagt, dann läßt sich dies auf vielfältige Weise erklären. Daß er sie vorher nicht „wußte" und sie in der Zwischenzeit „gelernt" hat, ist nur eine der denkbaren Erklärungsmöglichkeiten.

Er könnte die Namen der Ozeane und Kontinente auch vorher schon „gekonnt" haben, sie aber aus Opposition, Trotz und Widerspenstigkeit nicht genannt haben. Dann hat er möglicherweise in der Zwischenzeit gelernt, seinen Trotz aufzugeben. Oder aber der Lehrer hat gelernt, sich so zu verhalten, daß der Schüler sein Wissen preisgibt. Dem Beobachter eröffnen sich vielfältige Möglichkeiten der Interpretation und Erklärung.

Wichtig an diesem Beispiel scheint mir, daß wir, immer wenn wir umgangssprachlich als Beobachter von „Lernen" reden, eine bestimmte Erklärung für Verhaltensänderungen eines lebenden Systems geben. Wir schreiben sie ursächlich irgendwelchen Prozessen in seinem Inneren zu, die wir von außen nicht direkt beobachten können. Wir verknüpfen beobachtbare Phänomene, z.B. Verhaltensänderungen, mit nichtbeobachtbaren, hypothetischen Prozessen. Diese Kausalität ist konstruiert, abgeleitet aus dem Verhalten von Menschen in der Interaktion und Kommunikation mit ihrer belebten oder auch unbelebten Umwelt.

Der Begriff „Lernen" beschreibt also keine wahrnehmbaren Phänomene, sondern er erklärt sie: Lernen ist ein Erklärungsprinzip.

Die Funktion solcher Erklärungsprinzipien besteht – wie Gregory Bateson sehr schön dargestellt hat – in erster Linie darin, den Beobachter zu beruhigen und von weiteren neugierigen Fragen abzuhalten. Der Begriff „Lernen" ist also verwandt mit anderen Erklärungsprinzipien wie „Schwerkraft" oder „Instinkt" (Bateson 1972, S. 73–96). Das Benennen der Ozeane durch einen Schüler ließe sich ebenso auch durch die jahreszeitlich bedingte Aktivierung irgendeines noch zu erfindenden geographischen Instinktes erklären.

Die Unterscheidung zwischen Beschreibung und Erklärung ist deswegen so wichtig, weil wir aus Erklärungen meist ableiten, wie wir Phänomene beeinflussen können. Wenn wir das Wetter beschreiben und feststellen, daß es regnet, so können wir aus solch einer Beschreibung nicht folgern, was wir tun müssen, um den Regen abzustellen. Wenn wir aber sagen, Petrus grollt oder die Engel weinen, so erklären wir den Regen und transportieren in solch einer Form der Erklärung auch gleich die Idee, wie wir das erklärte Phänomen beeinflussen können. Wenn Petrus grollt oder die Engel weinen, so empfiehlt es sich halt, sie oder ihn irgendwie wieder zu trösten oder zu versöhnen, sein Tellerchen leer zu essen oder eben das zu tun, was Engel normalerweise milde stimmt.

Auch bei den sogenannten „Lernprozessen" hängt es von den Vorannahmen des Beobachters ab, ob er die von ihm beschriebenen Verhaltensänderungen als Resultat des Lernens oder, beispielsweise, durch den Einfluß böser Geister, biochemischer Störungen, die Bösartigkeit der beobachteten Person oder die Stellung der Gestirne erklärt. Wenn wir das Auswendiglernen geographischer Bezeichnungen betrachten, klingen solche Erwägungen natürlich absurd. Ganz anders sieht es aber aus, wenn wir von der Norm der gutbürgerlichen Etikette abweichende Verhaltensweisen, die als „Symptom" oder „Delikt" bezeichnet werden, untersuchen.

Auch ein guter Krimineller wird man nicht, ohne in die Lehre zu gehen, und die Rolle eines professionellen Verrückten zu übernehmen, erfordert ebenfalls ein gehöriges Training.

„Lernen" ist also, so können wir konstatieren, ein Speisekartenphänomen, d. h. nicht mehr als ein Wort – wenn wir den Namen eines Gerichts kennen, wissen wir noch nichts über die Speise selbst – das bezeichnete Phänomen –, ob sie schmeckt, schwer im Magen liegt, usw. Ob jemand lernt oder nicht, entscheiden nicht so sehr die Prozesse in seinem Kopf oder Bauch, sondern die Konzepte des Beobachters. Er schreibt die Ursache für die im Laufe der Zeit auftretenden Verhaltensänderungen eines Menschen den Veränderungen in dessen „Wissen" zu. Aber auch Wissen und Erkenntnis können nicht direkt beobachtet werden. Es sind ebenfalls Erklärungsprinzipien.

Logisch betrachtet unterscheiden sich die Begriffe „Lernen" und „Wissen" durch ihr Abstraktionsniveau. Mit „Lernen" wird die Beziehung von „Wissen" zu zwei unterschiedlichen Beobachtungszeitpunkten bezeichnet, das heißt, es setzt das Konzept des „Wissens" wie das der „Zeit" voraus – so wie das Konzept der „Bewegung" die Konzepte der „Position im Raum" und der „Zeit" voraussetzt (Bateson 1972, S. 366 ff.). Wer etwas übers Lernen sagen will, kommt daher nicht umhin, sich mit prinzipiellen erkenntnistheoretischen Fragen auseinanderzusetzen.

Beginnen wir wieder bei den Phänomenen, die der Beobachtung eines Außenstehenden zugänglich sind. Wiederum ist es das Verhalten eines Menschen – sein Sprechen eingeschlossen –, das zu beobachten ist. Er verhält sich aber nicht als isoliertes Objekt, sondern immer in einem interaktionellen und kommunikativen Kontext. Man kann nicht *nicht* interagieren. Wenn wir sein Verhalten nun aber kausal mit seinem Wissen oder Nichtwissen, d. h. irgendwelchen im weiteren Sinne „kognitiven" Prozessen, verknüpfen, so erklären wir ein kommunikatives und interaktionelles Phänomen durch intraindividuelle Prozesse. Wir lösen es dadurch aus seinem aktuellen Kontext: Merkmale der System-Umwelt-Beziehung werden einseitig als Merkmale dem System zugeschrieben. Interaktion und Kommunikation werden nach einem geradlinigen Ursache-Wirkungs-Schema betrachtet. Das ist so ähnlich, als würde man die Tatsache, daß ein Nagel sich auf einen Magneten zubewegt, einer im Nagel liegenden, motivierenden Kraft zuschreiben, seiner Liebe zu dem Magneten zum Beispiel.

Wenn wir das „wissende" und im Laufe der Zeit „lernende" Individuum im Kontext der Interaktion und Kommunikation betrachten, ergibt sich eine weitergehende Definition von Erkenntnis und Wissen (und damit auch von Lernen). Sie erfaßt die Beziehung eines kognitiven Systems zu seiner Umwelt. Es ist die Definition der biologischen Erkenntnistheorie Humberto Maturanas und Francisco Varelas. Sie wenden eine funktionelle Betrachtungsweise an und unterscheiden nicht zwischen biologischen und geistigen Strukturen. Wenn man deren Funktion für das Überleben betrachtet, gewinnen Kognition, Erkenntnis, Wissen und Leben eine synonyme, gegenüber unserem umgangssprachlichen Gebrauch abweichende Bedeutung:

Ein kognitives System ist ein System, das in einem bestimmten Interaktionsbereich zum Zweck der Selbsterhaltung handeln kann. „Der Prozeß der Kognition" – so formuliert Maturana – „ist das tatsächliche (induktive) Handeln oder Verhalten in diesem Bereich. Lebende Systeme sind kognitive Systeme, und Leben als Prozeß ist ein Prozeß der Kognition". (Maturana 1970, S. 39).

Biologische Strukturen sind dann eine Form kognitiver Strukturen. Ihre Entwicklung, ihre Veränderung oder Nichtveränderung, ihre Differenzierung oder Entdifferenzierung sind dann Formen des Lernens, Nichtlernens oder Entlernens.

Insofern können evolutionstheoretische Überlegungen auch auf Lernprozesse übertragen werden. In den Anfängen der Evolutionstheorie wurde das Überleben oder Aussterben von Lebewesen, Gattungen oder Arten als ein Resultat ihrer Fähigkeit, sich an eine gegebene Umwelt anzupassen, betrachtet. Wer ausstirbt, so sah es aus, hatte nicht rechtzeitig gelernt, sich auf die veränderten Umweltbedingungen einzustellen. Diese Erklärung für Überleben und Aussterben ist aber zu simpel. Die Wechselbeziehung zwischen einem lebenden System und seiner Umwelt ist weitaus komplexer: Jedes Lebewesen schafft sich seine Umwelt, es verändert sie oder erhält sie dadurch, daß es lebt, daß es bestimmte Verhaltensweisen realisiert und andere nicht. Die Entwicklung von System und Umwelt ist aneinander gekoppelt, beide vollziehen miteinander, wie Bateson (1979) es nennt, eine Koevolution. Beide sind füreinander Umwelt, verändern sich gegenseitig und bestimmen füreinander die Überlebensbedingungen. Die Überlebenseinheit ist die Einheit aus einem lebenden System und seiner Umwelt.

Und da Evolution Lernen ist, kann dasselbe für Lernprozesse gesagt werden: Die Einheit des Lernens ist stets die Einheit, welche durch ein lebendes System und seine Umwelt gebildet wird.

Dies bringt uns zwangsläufig zu der Frage nach der Beziehung zwischen einem lebenden System und seiner Umwelt.

Lebende Systeme sind autonom und strukturdeterminiert, das heißt, sie verhalten sich zu jedem Zeitpunkt so, wie es ihre interne Struktur bestimmt. Diese Struktur verändert sich im Laufe der Lebens- bzw. der Lerngeschichte eines Individuums. Diese Lerngeschichte ist immer eine Geschichte der Interaktion mit der Umwelt. Doch Ereignisse in der Umwelt wirken nie determinierend auf solche Strukturveränderungen. Umweltereignisse können lediglich Perturbationen, d.h. Störungen oder Anregungen, sein, welche von dem lebenden System seiner eigenen Struktur entsprechend kompensiert und ausgeglichen werden müssen. Um die Beziehung zwischen lebenden Systemen und ihrer Umwelt zu illustrieren, ein Beispiel: Wenn es zu einem Temperatursturz kommt, so wirkt die niedrige Außentemperatur als Störung für einen an wärmere Temperaturen gewöhnten Menschen. Sie determiniert aber nicht, wie er sie zu kompensieren versucht. Er und seine Struktur, d.h. auch sein „Wissen", entscheiden, ob er sich einen Mantel anzieht, die Heizung einstellt oder in den Süden fliegt.

Soviel zur Theorie lebender Systeme. Welche Folgerungen ergeben sich aus ihr für das Lernen im engeren Sinne?

Form und Inhalt

Zunächst einmal müssen wir alle Metaphern, die aus der technischen Informationstheorie stammen, über Bord werfen. Lernen – nicht einmal das Auswendiglernen des Telefonbuches – kann nicht als Informationsaufnahme oder Dateneingabe, die der in einen Computer vergleichbar wäre, erklärt werden. Lernen ist nicht mit Input-Output-Modellen zu erfassen.

Wenn kognitive Systeme strukturdeterminiert sind, dann heißt dies, daß das System selbst – entsprechend seiner eigenen, geschichtlich gewachsenen kognitiven Strukturen – bestimmt, welche Bedeutung es den Ereignissen in seiner Umwelt zuschreibt. Lernen ist daher niemals eine passive Informationsaufnahme, sondern stets ein aktiver, innengesteuerter Selektionsprozeß.

Bezogen auf die Schule heißt das dann beispielsweise, daß der Schüler bestimmt, was der Lehrstoff ist, nicht der Lehrer – und natürlich erst recht nicht irgendwelche Kultusministerkonferenzen. Dabei ist die Frage, ob man das schlichte Datensammeln, wie es teilweise noch Ziel schulischer oder auch universitärer Lehrpläne ist, überhaupt als „Lernen" bezeichnen kann. Gregory Bateson hat dafür den m. E. sehr passenden Begriff „Lernen Null" geprägt. Die höheren Formen des Lernens, die er mit den Namen „Lernen I", „Lernen II" usw. bezeichnet, beziehen sich auf die Auswahl zwischen Verhaltensalternativen bzw. die Auswahl zwischen Mengen von Verhaltensalternativen. Und dies ist der Bereich, um den es unter dem Gesichtspunkt des Überlebens beim Lernen geht (Bateson 1972, S. 362–399).

Die meisten Erwachsenen haben vergessen, was sie an Datenwissen laut Lehrplan in der Schule hätten vermittelt bekommen sollen. Statt dessen erinnern sie sich aber noch, daß ihnen ein mehr oder weniger wohlmeinender Lehrer versucht hat, die Grundregeln der höheren Mathematik zu vermitteln, während sie dabei gelernt haben, daß sie Idioten sind, nichts wert oder gesellschaftlich randständig, daß sie sich unterwerfen oder katzbuckeln müssen. Der heimliche, tatsächlich kommunizierte Lehrplan war ein anderer als der offizielle.

Auch wenn sich das leider noch nicht in allen Lehrveranstaltungen herumgesprochen hat: Die meisten Formen direkter Informationsvermittlung sind zum Scheitern verurteilt. Das weiß jeder, der schon einmal versucht hat, seine eigenen Lebenserfahrungen an seine Kinder in Form guter Ratschläge weiterzureichen.

Aus der Tatsache, daß Lernen ein Aspekt der Koevolution von Individuum und Umwelt ist und seine Funktion aus seiner Nützlichkeit fürs Überleben des Individuums bezieht, läßt sich folgern, daß nicht so sehr die expliziten Lehrinhalte bestimmen, was gelernt wird, sondern die in der konkreten Interaktion impliziten Regeln, d. h. die individuell erlebten Spielregeln des sozialen Überlebens. Das ist der Grund, warum die meisten Menschen ihre Muttersprache so gut erlernen: Die Form der Lehre – das alltägliche Miteinander-Sprechen – ist der zu lernende Inhalt. Und die grammatischen Regeln der Muttersprache werden dadurch gelernt, daß sie im Sprechen vollzogen werden.

Um es auf eine Formel zu bringen: Die Form der Lehre ist stets der eigentliche Lehrstoff.

Es ist wie in der Geschichte von dem Mann, der jeden Tag eine Schubkarre voller Sand über die Landesgrenze schiebt. Die Zöllner sind überzeugt davon, daß dieser Mann irgend etwas schmuggelt. Sie durchwühlen den Sand wieder und wieder. Sie finden nichts. In ihrer professionellen Ehre gekränkt, aber immer noch überzeugt, daß sie es mit einem Schmuggler zu tun haben, beschließen sie, dem Mann Straffreiheit zuzusichern, wenn er ihnen sagt, was er schmuggelt. Seine Antwort: Schubkarren.

Genauso ist die Form der Interaktion und Kommunikation wichtiger als ihr Inhalt. Auf implizite Weise werden Botschaften über zwischenmenschliche Beziehungen, Menschenbilder sowie moralische und ethische Werte mit Schmuggeltechniken weitergereicht.

Berücksichtigt man dies, so kann man sich des Eindrucks nicht erwehren, daß man in unserem Bildungssystem impliziert vor allem eines lernt: Sitzen. Deshalb ist auch der Gipfel einer Karriere im Bildungssystem der Lehrstuhl. Selbst wenn man die Fortschritte der Rollstuhltechnologie berücksichtigt: Der Stuhl gehört nicht zu den Symbolen der Mobilität.

In solchen interaktionellen Mechanismen liegt – nebenbei bemerkt – eine der Gefahren des Einsatzes von Computern zu didaktischen Zwecken. In der Interaktion mit einem Computer wird implizit die Idee vermittelt, die Welt sei berechenbar und – wenn man nur clever genug ist – kontrollierbar. Ein erkenntnistheoretischer Irrtum, der für den Betreffenden und seine Lebensgestaltung – aber nicht nur für ihn – fatale Folgen hat. Man kann das gelegentlich an den Schwierigkeiten beobachten, die Programmierer mit ihren Partnern haben.

Oder nehmen wir Peter Sellars in dem Film *Willkommen Mister Chance*. Er spielte einen Gärtner, der sein Leben nur mit Blumen und vor dem Fernsehapparat verbracht hatte. Dort hatte er gelernt, gefährliche Situationen mit Hilfe der Fernbedienung durch Wechseln des Kanals zu bewältigen. Es war für ihn offensichtlich eine unangenehme Überraschung, als er feststellen mußte, daß eine Bande jugendlicher Straßenräuber, die ihn überfiel, nicht die geringsten Anstalten machte, auf die Befehle der Fernbedienung zu reagieren. Das Programm ließ sich, obwohl es ihm nicht gefiel, nicht wechseln.

DIE BEWERTUNG VON LERNEN UND NICHTLERNEN

Kehren wir zur System-Umwelt-Beziehung und zur Überlebensfunktion des Lernens zurück. Vielleicht wird schon deutlich, warum die Frage, wie man Lernen verhindert, so wichtig ist. Denn es ist ja keineswegs immer sinnvoll, daß wir lernen und uns unserer Umwelt anpassen, während genausogut diese Umwelt lernen und sich uns anpassen könnte.

Was passiert, beispielsweise, wenn eine Frau es nicht lernt, sich ihrem Mann anzupassen? Wird ihm dann nicht die Chance eröffnet zu lernen, sich seiner Frau anzupassen? Ist es nicht eine verlockende

Phantasie, daß nicht nur Kinder lernen, sich den weder sie noch die Lehrer so recht glücklich machenden Spielregeln der Schule gemäß zu verhalten, und statt dessen die Schule es ein wenig mehr lernt, sich den Kindern anzupassen? Aber offensichtlich sind die Kinder nicht die Umwelt, welche die Schule als System hinreichend stören könnte. Es sind nicht die Schüler, die entscheiden, ob die Schule in ihrer bestehenden Struktur überlebt.

Die Frage, wer lernen muß und wer so bleiben kann, wie er ist, stellt sich natürlich in noch weit stärkerem Maße im politischen Bereich.

Wir müssen sehr genau abwägen und bewerten, ob Lernen überhaupt zu verantworten ist und was es wie zu lernen lohnt. Dazu ist es wichtig, die Mechanismen des Nichtlernens zu kennen. Wie erhalten lebende, d. h. kognitive, Systeme ihre Struktur, wie bewahren sie ihre Identität? Wie können wir lernen, nicht zu lernen, um die Werte zu erhalten, die uns erhaltenswert erscheinen? Und wie können wir diese Mechanismen des Nichtlernens ausschalten, falls es für unser Überleben wichtig sein sollte, altes Wissen über Bord zu werfen?

Rezepte

Beginnen wir wieder auf der prinzipiellen, theoretischen Ebene: Alle kognitiven Strukturen lassen sich auf eine einzige Art der Operation zurückführen: das Unterscheiden.

Jedes erkennende Subjekt, d. h. jeder Beobachter, bestimmt, welches für ihn die definierenden Merkmale seiner Unterscheidungen sind. Es sind seine Motive und es sind seine Kriterien der Bewertung, welche seine Unterscheidungen und seine Wirklichkeitskonstruktionen leiten. Je nach der Feinheit der Unterscheidungskriterien können so alle denkbaren differenzierten oder entdifferenzierten Weltbilder zusammengebastelt werden. Welche das sind, hängt davon ab, was der Beobachter tut, um zu seinen Unterscheidungen zu gelangen.

Will man Wissen erwerben, so muß man handeln, und will man Wissen vermitteln, so muß man Verhaltensanweisungen geben. Wer einem anderen Menschen beibringen will, was ein Kuchen ist und wie er schmeckt, der sollte ihm ein Backrezept zur Verfügung stellen. Er muß ihm nicht nur sagen, was er zu tun hat, um einen Kuchen herzustellen, welche Zutaten er wie mischen muß, wie er sie behandeln muß, sondern er muß ihn auch noch irgendwie dazu verführen, diesen Kuchen dann zu backen und zu essen. Nur so kann er seinem Lehrling die Erfahrung vermitteln, was das speziell kuchenartige an einem Kuchen ist: der Geruch, der Geschmack, die Bestandteile, die Entstehungsgeschichte usw.

In der Anwendung von Rezepten erweist sich die Einheit von Kognition und Verhalten. Dies mag einer der Gründe sein, warum sich Rezeptbücher und Ratgeber-Literatur einer weit größeren Beliebtheit erfreuen als theoretische Abhandlungen: Man lernt mit ihnen erheblich besser. Probieren geht eben doch über Studieren.

Lernen und Entlernen sind Veränderungen von Unterscheidungsschemata, die traditionell „Wissen" genannt werden. Nichtlernen hingegen ist die Aufrechterhaltung dieses Wissens. Dazu bedarf es einerseits der Wiederholung der Prozesse, z.B. des Verhaltens, die zu diesen Unterscheidungen geführt haben, und andererseits der Vermeidung aller Prozesse, die zu neuen Unterscheidungen führen könnten.

Wissen und Lernen sind daher Gegensätze. Wo Wissen bewahrt wird, wird Lernen verhindert. Um es wiederum auf eine Formel zu bringen: Wissen macht dumm oder zumindest lernbehindert.

Daß dies nicht nur eine locker-flockige Formulierung ist, zeigt die neuere Hirnforschung. Das Gehirn ist zu Beginn seiner Entwicklung so strukturiert, daß nahezu jede Zelle mit jeder in Kontakt steht. Die Möglichkeiten der Entstehung von Prozeßmustern sind nahezu unbegrenzt. Im Laufe der Entwicklung, d.h. der Lerngeschichte, werden diese Verbindungen gekappt, so daß nur einige übrigbleiben. Und damit bleiben auch nur bestimmte, bevorzugte und immer wieder repetierte interne Hirnprozeßmuster übrig. Insofern kann Lernen nach der Ansicht von Hirnforschern am ehesten mit dem Schnitzen einer Figur aus einem Baumstamm verglichen werden (Calvin 1989, S. 166 f.).

Es handelt sich dabei also um einen Selektionsprozeß, um die Beseitigung von Möglichkeiten. Wissen macht deshalb immer irgendwie ein wenig beschränkt. Der sokratisch bescheidene Satz „Ich weiß, daß ich nichts weiß" müßte also eigentlich abgewandelt werden: „Ich weiß, daß ich weiß."

Aber Wissen ist natürlich nicht schlimm, gefährlich wird es nur, wenn man nicht weiß, daß man weiß.

Das Verhindern von Lernen

Das führt uns zu der Frage nach den Erfolgsstrategien des Nichtlernens: Wenn es gelingt, die Umwelt unverändert zu erfahren, reicht das gegebene Verhaltens- und Unterscheidungsrepertoire aus, um auf alle Eventualitäten reagieren zu können. Was immer auch passiert: Es ist alles schon einmal dagewesen. Und auf jede Herausforderung durch Umweltereignisse ist die Antwort schon parat: Das war schon immer so, das haben wir schon immer so gemacht. In der Interaktion zwischen System und Umwelt passiert nichts Neues, nichts stört, es besteht kein Lernbedarf.

Um diese Erfahrung einer konstanten Welt sicherzustellen, gibt es zwei Möglichkeiten: Die erste besteht darin, sich eine konstante Umwelt zu schaffen.

Diese Strategie ist weit verbreitet: Sie erklärt, warum manche Menschen sich in erster Linie mit solchen Personen umgeben, die nichts Unberechenbares oder Unvorhersehbares tun oder sagen, warum sie immer in dieselbe Kneipe gehen und an denselben Urlaubsort fahren. Es ist eine Störungsprophylaxe und gleichzeitig eine Chronifizierungsstrategie des eigenen Denkens.

Wie mir scheint, sind Lehrer zwangsläufig in solch einer, ihre eigenen Lernbedürfnisse unwahrscheinlicher machenden Situation – ob sie wollen oder nicht. Sie haben eine im Vergleich zu anderen gesellschaftlichen Bereichen unerhört konstante Umwelt. In der Beziehung zu ihren Schülern sind sie fast immer die Wissenden, die Schüler die Unwissenden. Welchen Grund sollte es für Lehrer geben, an ihrem Wissen zu zweifeln und neu zu lernen, wenn die Schüler sie nicht stören.

Hier liegt womöglich einer der Gründe, warum die Wirtschaft nicht mehr mit unseren Schulen zufrieden ist. Die Unternehmen müssen sich heute einem weltweiten Markt anpassen, der sich rasant verändert. Wer mit einer konstanten Umwelt rechnet, hat schon verloren. Mitarbeiter wie Organisation müssen sich andauernd verändern. Die lernende Organisation wird proklamiert. Die Schule ist jedoch in einer Situation, wie sie für die Betriebe der ehemaligen DDR charakteristisch war. Man hatte einen konstanten Markt, die Kunden mußten nehmen, was man ihnen zuteilte. Die Schule ist keine Organisation, die zu lernen braucht – genausowenig wie die Lehrer –, ihr Markt bleibt der gleiche: Es sind die Schüler, und die wissen nicht, was sie nach Meinung anderer wissen sollten.

Die zweite Möglichkeit des Nichtlernens besteht im systematischen Ausschluß von Information. Wenn es gelingt, sich durch eine objektiv veränderte Umwelt nicht stören zu lassen und sie subjektiv als unverändert wahrzunehmen, gibt es ebenfalls keinen Grund zu lernen.

Schließlich entscheidet jeder selbst, was für ihn neu ist und was nicht, was er als Unterschied bewertet und was nicht. Wenn die vermeintliche Neuigkeit nicht als Neuigkeit behandelt wird, so wird sich erweisen, wessen Struktur das stärkere Beharrungsvermögen hat. Eigensinn, so könnte die Formel lauten, kann zu schnelles Umlernen verhindern.

Aus der Sicht des außenstehenden Beobachters kann man also feststellen, daß die Bestätigung des Wissens, sei sie aktiv herbeigeführt oder passiv erfahren – das ist ja nie so klar zu trennen –, die beste Voraussetzung für erfolgreiches Nichtlernen ist.

Das mag der Grund dafür sein, daß viele Leute mit fortschreitendem Alter immer weniger lernen: Sie wissen einfach zu viel. Und das gilt natürlich auch für altbewährte Organisationen und Institutionen wie die Schule.

Aber in diesem Mechanismus liegt auch der Schlüssel zum Lernen: Wer die Idee aufgibt, er wüßte, verliert seine Lernbehinderung. Er kann neugierig seine alten Unterscheidungen in Frage stellen, um zu „entlernen". Wer das schafft, eröffnet sich nicht nur den Blick auf eine neu strukturierte Welt, er wird sich auch anders verhalten und insofern die Welt verändern.

Versuchen wir nach all den Bemühungen, die Speicher-Metapher zur Beschreibung von Lernprozessen ad absurdum zu führen, eine neue Metapher zu finden.

Infektionen, vom Schnupfen bis zu Aids, scheinen nach denselben Prinzipien abzulaufen, wie sie auch das Lernen charakterisieren. Für den Husten gilt wie für das Wissen: Man kann ihn an seine Mitmenschen weitergeben, ohne selbst irgend etwas dadurch zu verlieren. Viren funktionieren wie Ideen. Sie sind ansteckend, sie stören und bringen das infizierte System aus dem Gleichgewicht. Es muß diese Störung dann mit Hilfe seiner eigenen internen Strukturen bewältigen. Das Immunsystem, nach Ansicht der modernen Biologie eine Art zweiten Gehirns, wird aktiviert. Es verändert körperinterne Strukturen und Prozesse, welche die Wirkungen der von außen kommenden Störungen kompensieren. So werden zum Beispiel Antikörper gebildet.

Nach einer bewältigten Infektion sind die Überlebenschancen des Organismus manchmal besser als zuvor, manchmal schlechter, und manchmal überlebt der Organismus das Ganze überhaupt nicht.

Ähnliches gilt auch für die Krankheiten, die man Lernprozesse nennt. Manchmal sind sie nützlich, manchmal schaden sie, und manchmal überlebt man sie nicht.

Die Analogie zur Infektion erklärt aber auch, warum Kinder so gut lernen: Sie haben noch nicht genügend Abwehrkräfte entwickeln können, sie wissen noch nicht genug, um schon so lernbehindert zu sein wie Erwachsene. Das Erlernen der Muttersprache ist eine Art Kinderkrankheit.

Der Vorzug der Infektions-Metapher liegt aber auch darin, daß sie den Raum für alternative didaktische Ideen eröffnet: Wer lehren will, muß infizieren, er muß andere anstecken.

Wenden wir dieses Bild auf die Schule an, so muß sie wohl als Mischung aus Seuche und Impfaktion verstanden werden. Schluckimpfung – wie gegen die Kinderlähmung.

Wer, wo auch immer, als Lehrer wirkt, sollte sich stets bewußt sein, daß diejenigen Erreger die größte Chance haben, sich zu vermehren, deren Übertragung mit Lust verbunden ist. Dies gilt für den schulischen Lehrstoff genauso wie für andere Tröpfcheninfektionen.

12. Ohnmacht der Macht –
Über den Unterschied von Absicht und Wirkung

ALLTAGSTHEORIEN

Das Verhältnis von Absicht und Wirkung unseres Handelns ist von zentraler Bedeutung für die Paradoxien der Macht und Ohnmacht in sozialen Systemen. Um der philosophischen Tiefe dieser Fragestellung Rechnung zu tragen, gleich zu Beginn ein Rätsel:

> Frage: Warum hat der Löwe so einen dicken Kopf? ...
> Antwort: Damit er im Zoo nicht durchs Gitter paßt.

Spielverderber würden jetzt wahrscheinlich einwenden, hier wären Phänomene in einen Sinnzusammenhang gestellt, die nichts miteinander zu tun haben, oder Intention und Funktion, Absicht und Wirkung würden miteinander verwechselt. Und sie hätten natürlich irgendwie recht. Aber auch wieder nicht. Denn wer entscheidet eigentlich, welche Phänomene miteinander verknüpft werden können, dürfen oder müssen und welche nichts miteinander zu tun haben?

Wenn wir davon sprechen, daß Absicht und Wirkung miteinander verwechselt werden, dann haben wir schon eine Unmenge stillschweigender Vorannahmen vollzogen. Wir haben Theoriegebäude errichtet, meist ohne uns Gedanken über ihre Fundamente zu machen.

Was in diesem Kinderwitz gemacht wird, illustriert zwei prinzipiell unterschiedliche Methoden, wie wir als Beobachter die Entstehung der beobachteten Phänomene (re)konstruieren: eine personalisierte und eine entpersonalisierte, eine subjektzentrierte und eine objektzentrierte. Im einen Fall sind die beobachteten Phänomene das Resultat unpersönlicher, objektiver, funktioneller Beziehungen, im anderen das Ergebnis der guten oder bösen Absichten von handelnden Subjekten bzw. der durch diese Absichten motivierten Handlungen. Und je nachdem, welches dieser beiden Modelle wir verwenden, versuchen wir die Phänomene entsprechend objektiver Ursache-Wirkungs-Prinzipien aus der Außenperspektive zu *erklären* oder entsprechend ihrer subjektiven Sinnhaftigkeit aus der Innenperspektive denkender, fühlender und handelnder Menschen zu *verstehen*.

Von besonderer Bedeutung wird die Frage, wie wir als Beobachter die Entstehung der Phänomene konstruieren, falls wir sie uns wünschen oder sie befürchten. Wenn wir Mechanismen entwerfen, mit deren Hilfe wir erreichen können, was wir wünschen, dann gewinnen wir eine gewisse Macht über unsere Lebenswelt; wenn nicht, dann bleiben wir ohnmächtig. Und das bedeutet wiederum nichts anderes, als daß wir unsere Weltmodelle daran messen müssen, ob Wirkung und Absicht unseres Handelns, wenn schon nicht zur Deckung, so doch zumindest zu einer gewissen Annäherung gebracht werden können. Spätestens, wenn wir das Gegenteil von dem erreichen, was wir eigentlich anstreben, sollten wir uns fragen, ob wir nicht – wenn auch vielleicht unbewußt – paradox intervenieren.

Objekte als Subjekte

Über Jahrhunderte erklärte man fast alle beobachteten Phänomene, indem man sie als Ausdruck einer dahinterliegenden Absicht deutete. Von sich auf andere und anderes zu schließen ist eine der menschlichen Möglichkeiten, die Komplexität, die Undurchschaubarkeit und Unberechenbarkeit der Welt zu bewältigen. Wenn die Dinge Seelen haben, dann haben sie Absichten und Ziele, von denen man nichts wissen kann. Sie sind eigensinnig, und man muß respektvoll und vorsichtig mit ihnen umgehen, denn sie könnten böse, gekränkt und ärgerlich werden und sich für das rächen, was man ihnen antut. Man ist nie außenstehender, distanzierter und objektiver Beobachter des Geschehens, sondern immer aktiver Mitspieler. Was immer geschieht, es hat einen für Menschen im Prinzip verstehbaren, wenn auch vielleicht nicht erkennbaren Sinn. Der Analogieschluß vom Menschen auf den Rest der Welt erscheint als die angemessene Form der Urteilsbildung.

Der Umgang mit der Welt erfolgt dann nach den Regeln der Etikette, nach dem Modell des guten Benimms. Der einzelne Mensch ist relativ ohnmächtig, sein Schicksal wird von höheren Mächten, die nach seinem Bilde geformt sind, bestimmt. Das Wissen über diese Welt und diese höheren Mächte ist stabil, es entwickelt sich nicht weiter. Lernen kann in solch einem System nur heißen, daß ein seit Urzeiten bestehender Wissenskanon von den Alten an die Jungen übermittelt wird. Das tradierte Wissen selbst aber bleibt konstant.

Solch eine Weltsicht führt zu stabilen, sich nicht verändernden sozialen Strukturen. Es sind Abweichungen verhindernde Systeme, es sind, wie Gregory Bateson (1949) es einmal genannt hat, „Gesellschaften im Gleichgewicht".

Will man solch eine animistische oder zumindest animierte Weltsicht, in der die Objekte als Subjekte betrachtet werden, negativ bewerten, so kann man sie als paranoid bezeichnen. Es wird Sinn in Ereignissen gesehen, die – nach unserer heutigen Einschätzung – *an sich* keinen Sinn produzieren. Es wird versucht zu verstehen, was nicht verstehbar ist. Man behandelt mit Empathie, was gar keine eigenen Gefühle hat.

Will man sie positiv bewerten, so kann man von einer interaktionellen, ökologisch verantwortlichen Weltsicht sprechen. Sie ist in den letzten Jahrhunderten etwas aus der Mode gekommen. Und nicht ohne guten Grund: Sie hat sich einfach in vielen Lebensbereichen als sehr unpraktisch erwiesen. Es ist nicht nur auf die Dauer sehr frustrierend, sich ständig so ohnmächtig fühlen zu müssen, sondern es kostet auch sehr viel Zeit, Erdgeister zu beschwichtigen und Regentänze zu veranstalten. Obendrein ist es auch recht nervenaufreibend, sich dauernd Gedanken darüber zu machen, ob der Baum, den man gerade fällen will, dazu innerlich bereit ist und wie seine Angehörigen wohl reagieren werden ... Eine tempobewußte Industrie- oder Informationsgesellschaft hätte man auf solch ein Weltbild wahrscheinlich nicht gründen können – sicher keine moderne Forstwirtschaft.

SUBJEKTE ALS OBJEKTE

Was die Bewältigung des Alltags, das pure physische und wirtschaftliche Überleben, angeht, erscheint das sogenannte rationalwissenschaftliche Weltbild viel nützlicher. An die Stelle vieler, in sich und der Verworrenheit ihrer Beziehungen undurchschaubarer Interaktionspartner tritt das Ideal der berechenbaren Beziehungen zwischen Ursachen und Wirkungen. Der Beobachter bleibt außerhalb, er ist distanziert. Er kann sich die Erde untertan machen und über einen großen Teil der Welt Kontrolle gewinnen. Wissen bedeutet Macht, oder zumindest Erweiterung der Machbarkeit. Der Wissensfundus kann vergrößert werden, es lernen nicht mehr nur die Jungen, sondern das Lernen an sich, die ständige Weiterentwicklung des Wissens, wird zum Ideal. Allerdings droht bei diesem Wechsel des Weltmodells die Sinnfrage auf der Strecke zu bleiben. Denn die beobachteten Phänomene sind nicht länger Ausdruck geheimer Zwecksetzungen und Bedeutungen, sondern entseelter Mechanismen und Gesetze. Aus dem Vogelflug läßt sich nichts mehr über unser Schicksal ablesen, sondern höchstens irgend etwas über den Flug der Vögel.

Die Macht und die Kontrolle, die wir mit dieser Form des Denkens und Wissens gewinnen, sind auf einen Bereich beschränkt, den man als „sinnfrei" bezeichnen könnte. Es ist die Domäne, in der die sogenannten „harten" Wissenschaften ihre Triumphe feiern. Autos funktionieren wie von ihren Konstrukteuren versprochen, Flugzeuge mit Hunderten von Passagieren, ihren Koffern und dem gesamten Handgepäck erheben sich – wider alle Regeln der Intuition – in die Luft; ja, Menschen konnten sogar zum Mond fliegen, um dort ihre Fußabdrücke für den Rest der Ewigkeit zu hinterlassen.

Wo dieses Modell der Berechenbarkeit nicht funktioniert, ist der Bereich, in dem Menschen, d. h. autonome, selbstorganisierende Systeme, Sinn und Bedeutung konstruieren und miteinander kommunizieren. Kinder schreiben trotz aller Bemühungen von Lehrern und Eltern schlechte Arbeiten in der Schule, sie verhalten sich nur selten so, wie ihre Eltern sich das bei der Zeugung erhofft haben, Untergebene treffen Entscheidungen, die ihre Vorgesetzten sich nicht hätten träumen lassen, die Kultur einer Firma entwickelt sich trotz Vorstandsbeschlusses anders als in der Farbbroschüre zur Jahreshauptversammlung verkündet; ja, nicht einmal die Katze frißt das von der Forschung als ihre Lieblingsspeise entdeckte Dosenfutter.

Epistemologische Irrtümer

Das führt uns zu den paradoxen Effekten menschlichen Handelns und dem, was Gregory Bateson „epistemologische Irrtümer" genannt hat. Damit bezeichnet er – um es auf eine Formel zu bringen – Weltbilder, die nicht zur Welt passen. Es sind kognitive, innere Landkarten, die zwangsläufig dazu führen, daß man sich verirrt, wenn man sich mit ihrer Hilfe zu orientieren versucht. Und solch einer Art epistemologischen Irrtums sitzt man auf, wenn man die Metapher der Ursache-Wirkungs-Beziehung auf zwischenmenschliche Beziehungen und soziale Sachverhalte überträgt.

Unangemessen ist das Modell deshalb, weil es von der „Härte" der beobachteten Realität ausgeht; das heißt, es wird vorausgesetzt, daß die Geschehnisse unabhängig vom Beobachter ablaufen. Soziale Systeme gehören aber zu einem „weicheren" Bereich der Realität. Sie entstehen dadurch, daß Beobachter Beobachter beim Beobachten beobachten und darüber kommunizieren, und sie werden durch Beobachtung verändert (vgl. Simon 1988, 1990).

Und deshalb kann auch das Bild einer vollkommen beseelten Welt als Ausdruck eines „epistemologischen Irrtums" verstanden werden. Es hat den Einfluß der Beobachtung vorausgesetzt und „Urheber" zu verstehen versucht, wo es nützlicher gewesen wäre, „Ursachen" zu erklären.

In der Interaktion zwischen Menschen hingegen ist es angemessen, davon auszugehen, daß Bedeutungssysteme das individuelle und kollektive Verhalten bestimmen. Welche Bedeutungen dabei der einzelne aus der Interaktion heraus- oder in sie hineinliest, ist nicht von außen steuerbar, sondern innengesteuert. Etwas konkreter formuliert heißt das: Wie andere Menschen auf unser Verhalten reagieren, hängt nicht so sehr von unserem Verhalten ab, sondern von der Bedeutung, die sie ihm zuschreiben. Und da wir über diese *Bedeutung* keine Kontrolle haben, haben wir auch *keine Kontrolle* über das *Verhalten* unserer Mitmenschen. Hinzu kommt, daß alles, was wir tun – soweit es von anderen wahrgenommen wird –, Bestandteil eines Kommunikationssystems ist. Und auch für Kommunikationssysteme gilt, daß sie selbstorganisiert und autonom sind und sich nicht einseitig kontrollieren lassen.

Was passiert nun, wenn mehrere Menschen sich an einem geradlinigen Ursache-Wirkungs-Modell orientieren und miteinander ein soziales System – eine Familie zum Beispiel oder eine Organisation oder einen Staat – bilden? Sie definieren sich als Bestandteile einer Überlebenseinheit. Was immer der eine tut, hat Folgen für den anderen. Sie beobachten sich daher gegenseitig und schreiben dem eigenen Verhalten und dem der anderen zu, die potentielle Ursache für erstrebte oder befürchtete Wirkungen zu sein. Da keiner das

Verhalten des anderen steuern kann, muß er sich im Zweifelsfall damit begnügen, im Konfliktfall gegenzusteuern. So entstehen soziale Rückkopplungsstrukturen, die Konflikte balancieren. Wer immer parteilich auf ein Ziel hin aktiv wird, über das es keinen Konsens gibt, wird zwangsläufig eine gegenläufige Reaktion ernten. Er züchtet den Widerstand gegenüber seinen das Gleichgewicht der Kräfte bedrohenden und damit den Konflikt entscheidenden Bemühungen. Er interveniert paradox, oder anders formuliert: Absicht und Wirkung, Intention und Funktion seines Handelns innerhalb des Kommunikationssystems widersprechen sich.

Es ist ein Aspekt der Selbstorganisation sozialer Systeme, daß sie antagonistische Tendenzen balancieren. Ambivalenz und Konflikt sind ihr Normalzustand. Wer immer sein Gewicht in die eine Waagschale wirft, kann damit rechnen, daß er damit implizit die Einladung an seine Mitmenschen ausspricht, ihr Gewicht in die andere Waagschale zu legen. Je höher der eigene Kraftaufwand dabei ist, einen um so größeren Widerstand wird er züchten; und nur zu oft heißt das: je größer der vermeintliche Widerstand, desto größer der Kraftaufwand. Beispiele für dieses Muster sind jeden Tag in der Zeitung zu lesen: Der Beschluß, die Abtreibung freizugeben, führt zur Aktivierung der Pro-Life-Bewegung (und umgekehrt), ehrgeizige Politiker, die offensichtlich Freude an der Macht haben, machen ihren Parteifreunden Angst und werden nicht zu Kanzlerkandidaten gekürt, und umgekehrt verdankt sich manche Karriere allein der Profillosigkeit ihres Besitzers.

DIE MACHT DER MÖGLICHKEIT – DIE MÖGLICHKEIT DER MACHT

Wenn also das traditionelle Ursache-Wirkungs-Schema nicht auf die Interaktion autonomer Individuen angewendet werden kann, sollte man dann nicht das Konzept der Macht ganz über Bord werfen? Da es auch aus systemtheoretischer Sicht einen hohen Erklärungswert hat, erscheint es nützlich, es weiter zu verwenden. Allerdings dürfen wir Macht dann nicht einem einzelnen Menschen als Eigenschaft zuschreiben, sondern wir müssen es als Merkmal einer spezifischen Beziehungs- und Kommunikationsform zwischen autonomen, innengesteuerten Interaktionspartnern verstehen.

Macht kann dann ihrer Funktion nach als eine Übertragung der Selektion von Verhalten definiert werden (vgl. Luhmann 1975); das heißt, einer der Interaktionsteilnehmer, sei es ein einzelner oder eine andere soziale Einheit, beeinflußt die verhaltensbestimmenden Entscheidungen des anderen in stärkerem Maße als umgekehrt. Erklären läßt sich diese Beeinflussung dadurch, daß jeweils der eine Interaktions- bzw. Kommunikationsteilnehmer den Kontext des Verhaltens des anderen definieren kann bzw., da es sich um eine Wechselbeziehung handelt, in stärkerem Maße definieren kann als umgekehrt. Definition des Kontextes ist dabei in der doppelten Bedeutung zu verstehen: als konkrete Umwelt, in der es zu überleben gilt, und als Interpretationsrahmen, der die Bedeutung und Bewertung des Verhaltens bestimmt.

Lassen Sie uns dies ein wenig konkretisieren und bei den archaischen Methoden der Ausübung von Macht beginnen: der rohen Gewalt, dem körperlichen Zwang. Wenn man jemandem die Hände bindet oder ihn, wie den Löwen mit dem dicken Kopf, hinter Gitter steckt, so beschränkt man seine Handlungsfähigkeit. Man bringt ihn dann zwar nicht dazu, das zu tun, was man will, aber man verhindert zumindest, daß er tut, was man nicht will. Wenn man kleine Kinder verhaut – natürlich nur zu ihrem Besten – dann zeigt man, daß man ihnen negativ bewertete Erfahrungen vermitteln kann. Sie tun dann zwar auch noch nicht, was man will, aber – so ist wohl die pädagogische Hoffnung – diese Erfahrung hinterläßt Erinnerungsspuren, die in späteren analogen Situationen dazu führen, daß die lieben Kleinen freiwillig tun, was sie eigentlich nicht tun wollen, was sie aber tun sollen.

Der Schatten der Zukunft als Interpretationsrahmen zur Deutung der Gegenwart spielt eine wichtige Rolle bei allen Machtbeziehungen. Eine gegenwärtige autonome Entscheidung wird von dem, der sie zu treffen hat, mit einer vermuteten Konsequenz in der Zukunft verknüpft. Dadurch verändert sie ihre aktuelle Bedeutung und Bewertung. Auf diese Weise wirken nicht nur negative Zukunftsphantasien, sondern auch positive Visionen als Mechanismen zur Etablierung und Stabilisierung von Machtbeziehungen. ABC-Schützen fügen sich den Wünschen von Lehrern, Eltern und Großeltern und erledigen in ihren Augen unsinnige schulische Pflichten, weil ihnen eine Zukunft als orthopädischer Chefarzt eines Kreiskrankenhauses, d.h. irgendeine Form des Paradieses versprochen wird. Oder sie tun es, weil ihnen mit irgendeiner Hölle, z.B. einer Zukunft als ungelernter Hilfsarbeiter auf dem Bau gedroht wird, der sowieso keine Beschäftigung finden wird, weil alle Stellen bereits von weißrussischen Schwarzarbeitern besetzt sind.

Wer sich nicht um die Zukunft sorgt und keine Hoffnungen in sie legt, ist weniger verführbar, sich in seine gegenwärtige Ohnmacht zu fügen. Das mag einer der Gründe sein, warum Vierjährige sich so gerne auf Machtkämpfe einlassen: Sie schließen im allgemeinen ja auch keine Lebensversicherungen ab.

Um es noch einmal auf eine Formel zu bringen: Wer über die Möglichkeit verfügt, anderen etwas anzutun, das von ihnen als gut oder schlecht bewertet und erstrebt oder vermieden wird, der kann ihnen gegenüber in eine Machtposition geraten; „geraten", weil es auch hier nicht auf die Absicht ankommt, sondern auf die Wirkung. Hier sind wir wieder beim dicken Kopf des Löwen. Um Macht zu erhalten, muß man sie nicht unbedingt anstreben. Und manchmal bekommt man sie sogar, obwohl man sie – und die damit verbundene Verantwortung – lieber nicht hätte. Es ist eine Funktion – und nur die interessiert aus systemtheoretischer Sicht –, die man erhält, unabhängig von eigenen oder fremden Intentionen.

Paradoxerweise ist es nicht die gute oder böse Tat selbst, welche die Machtbeziehung kreiert, sondern die Möglichkeit dazu. Ist die gute oder böse Tat erst einmal vollbracht, dann schafft sie keine Angst mehr – die Zukunft ist schon Gegenwart geworden. Wer von seinem mächtigen Feind umgebracht worden ist, braucht keine Angst mehr vor dem Tod zu haben.

Machtbeziehungen sind aber noch durch ein zweites Paradox gekennzeichnet: Nicht der Mächtige entscheidet, ob er mächtig ist, sondern der Ohnmächtige. Macht wird von dem verliehen, der sich ihr unterwirft. Er entscheidet, ob das, was der vermeintliche Machthaber ihm antun kann, *für ihn* positiv oder negativ ist. Er ist der Herr über seine Bedeutungsgebung, und er ist der Herr über seine Bewertungen.

Das mag auf den ersten Blick zynisch klingen, wenn man zum Beispiel an die Beziehung zwischen einem Folterer und seinem Opfer denkt; aber es gibt in der Geschichte ja einige Beispiele, daß Menschen unvorstellbares Leid und den Märtyrertod gewählt haben um einer von ihnen höher bewerteten Idee willen. Aber natürlich: Diese Wahlmöglichkeit ist eher von akademischer Bedeutung. In der alltäglichen Lebenserfahrung bildet der Körper die transkulturelle Basis für viele Machtbeziehungen. Seine Bedürfnisse, seine

Empfindlichkeit für Schmerz und seine Empfänglichkeit für Lust können weltweit als gegeben vorausgesetzt werden. Was überall die Macht von Eltern begründet, sind zunächst die rein physischen Bedürfnisse der Kinder. Und um ein ganz analoges Phänomen handelt es sich bei den Machtaspekten von Sexualität und Erotik. Wer das Begehren eines anderen weckt, gewinnt Macht über ihn. Und wer den anderen weniger begehrt als der ihn, ist im Zweifelsfall der mächtigere.

Doch der Körper liefert nur eine Ebene der Bewertung. Es gibt daneben noch jede Menge materieller und ideeller Werte, die sich zur Steuerung anderer nutzen lassen. Fast alle Menschen, die einer geregelten Arbeit nachgehen und in einem Anstellungsverhältnis sind, lassen sich ihre Unberechbarkeit abkaufen. Sie tun das, was andere wollen, weil sie dafür bezahlt werden. Und wo sie es nicht für Geld tun, dann deshalb, weil es ihnen ein Wert ist, andere nicht zu enttäuschen, loyal zu sein, anerkannt zu werden usw.

Kinder gewinnen Macht über ihre Eltern, wenn es den Eltern wichtig ist, gute Eltern zu sein. Das führt zu der in der Therapie immer wieder zu beobachtenden Paradoxie, daß Kinder, die ein abweichendes Verhalten zeigen, fast immer in eine unangemessene Machtposition in ihren Familien gelangen, und Kinder, die brav und angepaßt sind, Gefahr laufen, vergessen zu werden.

Der Appell an das Gewissen des anderen und das Erwecken von Schuldgefühlen sind bewährte Mittel innerfamiliärer Machtkämpfe. Eine Strategie, die sich gelegentlich auch im Rahmen der großen Politik anwenden läßt, wie Gandhi gezeigt hat.

Komplexitätsreduktion

Machtbeziehungen sind aus einer systemtheoretischen Sicht weder etwas Gutes noch etwas Schlechtes, sie sind in menschlichen Beziehungen unvermeidlich. Setzt man an die Stelle des Begriffs der Macht den etwas weniger ideologisch vorbelasteten Begriff des Einflußnehmens oder -gewinnens, so kann man sagen, daß sich Menschen immer gegenseitig beeinflussen – ob ihnen das nun bewußt ist oder nicht. Ob das positiv oder negativ zu bewerten ist, hängt letztlich von der Richtung der Beeinflussung ab und davon, wie der jeweilige Beobachter den Effekt solch einer Einflußnahme beurteilt.

Was die Stabilität oder Instabilität von Machtbeziehungen angeht, läßt sich aus einer systemtheoretischen Perspektive feststellen, daß aller Wahrscheinlichkeit nach nur als *legitim* erachtete Macht auf Dauer Bestand haben kann. Wenn Macht vom jeweils Ohnmächtigeren dem jeweils Mächtigeren verliehen wird, dann wird auf Dauer nur die Einflußnahme oder die Machtbeziehung bestehen bleiben, in der weiterhin diese Macht gewährt wird. Gewalt und Zwang sind angesichts der Autonomie des Menschen als Mittel der Einflußnahme daher längerfristig nur von begrenzter Tauglichkeit. Die Vermeidung von Schmerz, Unlust oder Unannehmlichkeiten ist ein Wert, der in der Konkurrenz der Werte nur schlechte Chancen hat, weil sich aus ihm nur wenig positive Zukunftsvisionen entwickeln lassen.

Nach alledem bleibt noch die Frage, warum sich die Zuschreibung von Macht zu anderen und Ohnmacht zu sich selbst solch einer Beliebtheit erfreut. Gehen wir von konstruktivistischen Prämissen aus, so sind beides Erfindungen. Worin liegt also der Nutzen dieser Erfindungen? Zum einen dürfte Ohnmacht die Beschreibung einer Erfahrung sein, der man als Mensch nicht entgeht. Als Kind ist man aufgrund seiner körperlichen Bedingungen Nutznießer der Interaktion mit anderen. Nur sie können die Umweltbedingungen schaffen, die das körperliche und psychische Überleben ermöglichen. Das mag man als Erfahrung von Ohnmacht beschreiben. Aber warum wird dieses Muster der Selbst- und Fremdbeschreibung so gerne auf andere, spätere Beziehungen *übertragen*? Eine Antwort – sicher nicht die einzige – könnte sein, daß die Selbstdefinition als ohnmächtig ein guter Weg ist, sich von Verantwortung zu befreien. Wenn einem anderen die Macht für die Entscheidungen über das eigene Verhalten zugeschrieben wird, dann delegiert man die Verantwortung dafür nach oben. Eine elegante Methode, sich vor Schuldgefühlen und anderen möglichen Konsequenzen eigenverantwortlichen Handelns zu schützen. Obwohl sich diese Funktion gelegentlich in den Wahnkonstruktionen von Patienten beobachten läßt, die sich von irgendwelchen undurchschaubaren Mächten verfolgt und kontrolliert fühlen, ist dies nichts Pathologisches. Es ist nur einfach sehr nützlich. Machthaber werden erfunden, wenn es keine gibt; und aus diesem Grunde entstehen Machtstrukturen und Hierarchien. Macht ist eine virtuelle Realität, die das Leben ein-facher macht, weil sie von der Qual der Wahl entlastet. Zumindest hat sie diese Verantwortung und damit Komplexität reduzierende Funktion.

Wollten wir jetzt aber behaupten, das sei wirklich das tiefer liegende Motiv derer, die darauf verzichten, von ihrer Autonomie und Freiheit Gebrauch zu machen, dann würden wir auf die Frage, warum der Löwe so einen dicken Kopf hat, antworten: Weil er im Zoo nicht durchs Gitter *will*! Und das wäre zwar eine etwas andere, aber immer noch eine Verwechslung von Intention und Funktion.

Literatur

Ashby, R. (1956): Einführung in die Kybernetik. Frankfurt (Suhrkamp) 1974.
Bateson, G. (1949): Bali: Das Wertsystem in einem Zustand des Fließgleichgewichts. In: G. Bateson (1972): Ökologie des Geistes. Frankfurt (Suhrkamp) 1981, S. 156–181.
Bateson, G. (1972): Ökologie des Geistes. Frankfurt (Suhrkamp) 1981.
Bateson, G. (1979). Geist und Natur. Eine notwendige Einheit. Frankfurt (Suhrkamp) 1982
Breggin, P. (1991): Giftige Psychiatrie. Heidelberg (Carl-Auer-Systeme) 1995.
Brockhaus Enzyklopädie Bd. 5 (1968). Wiesbaden (F. A. Brockhaus).
Calvin, W. H. (1989): Die Symphonie des Denkens. Wie aus Neuronen Bewußtsein entsteht. München (Hanser) 1993.
Duncan, W. (1976): Thailand. A Complete Guide. Rutland (Charles E. Tuttle).
Erikson, E. H. (1969): Gandhis Wahrheit. Über die Ursprünge der militanten Gewaltlosigkeit. Frankfurt (Suhrkamp) 1971.
Foerster, H. v. (1985): Sicht und Einsicht. Braunschweig (Vieweg). [Neuaufl. (1999): Heidelberg (Carl-Auer-Systeme)].
Foerster, H. v. (1988): Abbau und Aufbau. In: F.B. Simon (Hrsg.): Lebende Systeme. Berlin/Heidelberg/New York (Springer), S. 19–33.
Freud, S. (1937): Die endliche und die unendliche Analyse. Gesammelte Werke Band 16, S. 57 ff.
Fromm, E. (1960): Psychoanalyse und Zen-Buddhismus. Gesamtausgabe Band VI. Stuttgart (DVA) 1980, S. 301–358.
Gandhi, M. K. (1928): Satyagraha in South Africa. Ahmedabad (Navajivan).
Gandhi, M. K. (1951): Satyagraha. Ahmedabad (Navajivan).
Gardner, H. (1995): Leading Minds. The Anatomy of Leadership. New York (Basic Books).
Glasersfeld, E. von (1981): Einführung in den radikalen Konstruktivismus. In: P. Watzlawick (Hrsg.): Die erfundene Wirklichkeit. München (Piper), S. 16–38.
Goffmann, E. (1967): Interaktionsrituale. Frankfurt (Suhrkamp) 1971.
Goodwin, B. C. (1965): Biological stability. In: C. H. Waddington (ed.) (1970): Towards a Theoretical Biology. Edinburgh (Edinburgh Univ. Press).
Greenson, R. (1967): Technik und Praxis der Psychoanalyse. Stuttgart (Klett-Cotta) 1973.

Habermas, J. (1983): Moralbewußtsein und kommunikatives Handeln.
Haley, J. (1958): Die Kunst der Psychoanalyse. In: J. Haley (1963): Gemeinsamer Nenner Interaktion. München (Pfeiffer) 2. Aufl. 1987.
Hellinger, S. (1995): Wenn man den Eltern die Ehre erweist, kommt etwas tief in der Seele in Ordnung. *Psychologie heute* 6: 22–26.
Lévi-Strauss, C. (1955): Traurige Tropen. Frankfurt (Suhrkamp) 1978.
Luhmann, N. (1973): Vertrauen. Ein Mechanismus der Reduktion sozialer Komplexität. Stuttgart (Enke).
Luhmann, N. (1975): Macht. Stuttgart (Enke).
Maturana, H. u. F. Varela (1984): Der Baum der Erkenntnis. Bern (Scherz) 1987.
Maturana, H. (1970): Biologie der Kognition. In: H. Maturana (1982): Erkennen: Die Organisation und Verkörperung von Wirklichkeit. Braunschweig (Vieweg), S. 32–80.
Maturana, H. (1982): Erkennen: Die Organisation und Verkörperung von Wirklichkeit. Braunschweig (Vieweg).
Merton, R. (1965): Auf den Schultern von Riesen. Ein Leitfaden durch das Labyrinth der Gelehrsamkeit. Frankfurt (Suhrkamp) 1983
Penn, P. (1983): Zirkuläres Freagen. *Familiendynamik* 8: 198–220.
Riedl, R. (1980): Biologie der Erkenntnis. Hamburg (Parey).
Selmann, R. (1980): The Growth of Interpersonal Understanding. Developmental and Clinical Analyses. New York (Academic Press).
Selvini-Palazzoli, M., L. Boscolo, G. Cecchin, G. Prata (1981): Hypothetisieren – Zirkularität – Neutralität: drei Richtlinien für den Leiter der Sitzung. In: M. Selvini (Hrsg.) (1992): Mara Selvinis Revolutionen. Heidelberg (Carl-Auer-Systeme), S. 274–289.
Simon, F. B. (1980): Die „Macht der Ohnmacht" – Kommunikationstheoretische Überlegungen zur „emanzipatorischen" Therapie. *Psychiatrische Praxis* 7: 90–96.
Simon, F. B. (1983): Die Evolution unbewußter Strukturen. *Psyche* 37: 520–554.
Simon, F. B. (1988): Unterschiede, die Unterschiede machen. Frankfurt (Suhrkamp) 2. überarb. Aufl. 1993.
Simon, F. B. (1990): Meine Psychose, mein Fahrrad und ich. Zur Selbstorganisation der Verrücktheit. Heidelberg (Carl-Auer-Systeme) 8. Aufl. 2000.
Simon, F. B. und C/O/N/E/C/T/A (1992): Radikale Marktwirtschaft. Verhalten als Ware oder Wer handelt, der handelt. Heidelberg (Carl- Auer-Systeme) 4. Aufl. 2001.
Simon, F. B. (1995): Die andere Seite der Gesundheit. Ansätze einer systemischen Krankheits- und Therapietheorie. Heidelberg (Carl-Auer-Systeme).
Simon F. B. u. H. Stierlin (1984): Die Sprache der Familientherapie. Stuttgart (Klett-Cotta) 4. Aufl. 1996.
Simon, F. B. (1994): Die Form der Psyche. Psychoanalyse und neuere Systemtheorie. *Psyche* 48: 50–79.
Suzuki, D. (1939): Die große Befreiung. In: G. Mensching (Hrsg.) (o. J.): Buddhistische Geisteswelt. Baden-Baden (Holle).

Tomm, K. (1994): Die Fragen des Beobachters. Heidelberg (Carl-Auer-Systeme) 3. Aufl. 2001.

Vandewetering, J. (1972): Der leere Spiegel. Reinbek (Rowohlt).

Watzlawick, P., J. H. Beavin, D. D. Jackson (1967): Menschliche Kommunikation. Bern (Huber) 1969.

Watzlawick, P., J. H. Weakland, R. Fisch (1974): Lösungen. Zur Theorie und Praxis menschlichen Wandels. Bern (Huber).

Whitehead, A. N. a. B. Russell (1910–1913): Principia Mathematica. 3 Vols. Cambridge (Cambridge Univ. Press).

Wittgenstein, L. (1952): Philosophische Untersuchungen. Frankfurt (Suhrkamp) 1971

Wynne, L. (1979): Paradoxe Interventionen: eine Technik zur therapeutischen Veränderung von individuellen und familiären Systemen. *Familiendynamik* 5: 1980, 42–56.

Quellennachweis

1. Warum Psychotherapie unmöglich ist und trotzdem funktioniert
Vortrag, 1. Weltkongreß für Psychotherapie (WCP) „Die Welt der Psychotherapie", 1. 7. 1996 in Wien
   Überarbeitete Fassung des Vortrags „Die Störungen des Analytikers. Systemtheoretische Aspekte der psychoanalytischen Praxis", anläßlich des 30. Jubiläums des Lehrinstituts für Psychoanalyse Hannover, 28. 10. 1995. Abgedruckt in: *Festschrift zum 30. Jubiläum des Lehrinstituts für Psychoanalyse*, Hannover, S. 62–69.

2. Die Kunst, ein guter Analysand zu sein
Vortrag in der Psychosomatischen Klinik der Universität Heidelberg, 14. 2. 1984, und im Institut für Tiefenpsychologie der Universität Wien, 23. 1. 1987

3. Emanzipation durch Anpassung
Erstveröffentlichung: *Zeitschrift für personenzentrierte Psychotherapie* (ZPP) 4, 1985, 19–28.

4. Das verlorene Vertrauen und der Ruf nach Kontrolle
Erstveröffentlichung: *Psychiatrische Praxis* 9, 1982, 59–63.

5. Die Kunst der Chronifizierung
Vortrag auf dem Kongreß „Chronisch – Einfrieren und Auftauen von Beschreibungen kritischer Lebensereignisse", 1. 4. 1993, Zürich.
   Der Abdruck des Vortrags erschien in der Zeitschrift *System Familie* 6, 1993, 139–150.

6. Linearität und Puritanismus
Erstveröffentlichung: *Familiendynamik* 8, 1983, 309–312.

7. Sich einmischen oder sich raushalten
Vortrag mit dem Titel „Aufgabe und Auftrag systemischer FamilientherapeutInnen in einer sich wandelnden Zeit" auf dem Kongreß „Sehnsüchte – Wer-

te – Visonen" anläßlich des 10. Jahrestages der Gründung der Lehranstalt für Familientherapie, 30. 10. 1993, Wien

Abgedruckt in: B. Rauscher-Gföhler (Hrsg.) (1994): Sehnsüchte – Werte – Visionen in menschlichen Systemen. Wien (Inst. f. Ehe und Familie).

8. Wer entscheidet, wer entscheidet?
Erstveröffentlichung: *Psychologie heute* 4, 1984, 28–33.

9. Auf Gandhis Spuren?
Erstveröffentlichung in: A. Pritz (Hrsg.) (1986): Das schmutzige Paradies. Psychoanalytische Beiträge zur ökologischen Bewegung. Eine Kulturkritik. Wien (Böhlau).

10. Die Organisation der Selbstorganisation
Vortrag mit dem Titel „Heidelberger Thesen zum systemischen Management" auf dem Kongreß „Konstruktivismus und Selbstorganisation im Management", 1. 10. 1994, Heidelberg.

Auch in: B. Heitiger, Ch. Schmitz u. P.-W. Gester (Hrsg.) (1997): Managerie. 4. Jahrbuch für systemisches Denken und Handeln im Management. Heidelberg (Carl-Auer-Systeme).

11. Die Kunst, nicht zu lernen
Vortrag unter dem Titel „Lernen und wie man es erfolgreich verhindert", gehalten auf dem Kongreß „Die Schule neu erfinden", 9. 3. 1996, Heidelberg; überarbeitete Fassung des Vortrags „Die Kunst nicht zu lernen" auf dem Kongreß „Expedition 92. Aufbruch in neue Lernwelten", 9. 9. 1992, München.

Der Abdruck einer früheren Version des Vortrags erschien in: Fischer, H. R. (Hrsg.) (1995): Die Wirklichkeit des Konstruktivismus. Heidelberg (Carl-Auer-Systeme), S. 353–365.

12. Die Ohnmacht der Macht
Vortrag anläßlich der Preisverleihung der Dr. Margrit Egnér Stiftung an Cloé Madanes, Bert Hellinger und Fritz B. Simon, 14. 11. 1996, Zürich.

Über den Autor

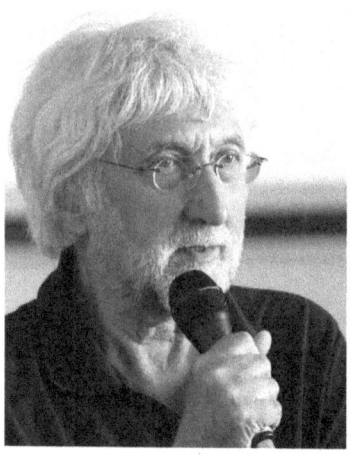

Fritz B. Simon, Dr. med., Univ.-Prof.; Studium der Medizin und Soziologie; Psychiater und Psychoanalytiker, systemischer Therapeut und Organisationsberater. Forschungsschwerpunkt: Organisations- und Desorganisationsprozesse in psychischen und sozialen Systemen. Autor bzw. Herausgeber von ca. 300 wissenschaftlichen Fachartikeln und 33 Büchern, die in 15 Sprachen übersetzt sind, u. a.: *Radikale Marktwirtschaft* (1992), *Die andere Seite der Gesundheit* (1995), *Zirkuläres Fragen* (1999), *Tödliche Konflikte* (2001), *Die Familie des Familienunternehmens* (2002), *Gemeinsam sind wir blöd!?* (2004), *Mehr-Generationen-Familienunternehmen* (2005), *Einführung in Systemtheorie und Konstruktivismus* (2006), *Einführung in die systemische Organisationstheorie* (2007), *Einführung in die systemische Wirtschaftstheorie* (2009), *Einführung in die Systemtheorie des Konflikts* (2010), *„Zhong De Ban" oder: Wie die Psychotherapie nach China kam* (2011), *Einführung in die Theorie des Familienunternehmens* (2012), *Wenn rechts links ist und links rechts* (2013), *Einführung in die (System-)Theorie der Beratung* (2014), *Formen. Zur Kopplung von Organismus, Psyche und sozialen Systemen* (2018), *Anleitung zum Populismus* (2019), *Der Streit ums Nadelöhr* (2019), *Lockdown: Das Anhalten der Welt* (2020).